よくわかる歯科小手術の基本

抜歯から歯周外科まで

編集委員

齋藤　淳　東京歯科大学 歯周病学講座

中川種昭　慶應義塾大学医学部 歯科・口腔外科学教室

清水宏康　東京都 清水歯科クリニック

デンタルダイヤモンド社

刊行にあたって

　いま、診療室で初めてメスを握ったときのことを思い出しています。事前に計画した治療について指導医とディスカッションし、術式の流れを繰り返しシミュレーションしました。不安はぐっと胸のなかに抑え込んで最初の切開を入れました。外科治療は、経験の浅い歯科医師にとってハードルが高い治療の一つです。できるだけ不安なく、安全に歯科小手術に取り組める、そんな支援になればという思いから、本書が企画されました。

　超高齢社会となった現在、あらゆる歯科治療において、全身状態や疾患に配慮することの重要性はいうまでもありません。また、外科治療を行うにあたり、解剖学的な知識は繰り返し復習しておくことが必要です。日常的に外科治療を行っている方も、大学で学んだ内容を実践するうえで疑問を感じたこともあると思います。たとえば、歯周外科における切開や縫合は、口腔外科における基本とは必ずしも一致していません。しかし、両方の基本を押さえたうえで、目の前の症例に取り組むことは、歯周病の治療でも口腔外科的な治療でもメリットが大きいと考えています。

　本書は臨床の最前線で活躍されている口腔外科分野、歯周治療分野の臨床家を中心に執筆していただきました。わかりやすく、あまり教科書的にならないようにし、いつでも診療室で手にとってポイントを確認できる本となるよう心を配りました。「ああ、こういうことだったのか！」と、重要な点を再確認できるようなヒントが散りばめられています。

　本書を手にとっていただくことにより、歯科小手術の最初の一歩を踏み出す、あるいは、さらに確実な処置を目指す方々に、経験豊富な先輩・指導医にそっと見守られているような安心感を与えることができればと願っています。

2016年9月
編集委員一同

CONTENTS

よくわかる歯科小手術の基本
抜歯から歯周外科まで

歯科小手術 基礎編

01 手術に臨む際の基本的な考え方 確実できれいな手術を行うために …… 10
河奈裕正　慶應義塾大学医学部　歯科・口腔外科学教室

02 手術をする前に知っておきたい解剖 ………………………………………… 16
阿部伸一　東京歯科大学　解剖学講座

03 全身状態・疾患への配慮 ……………………………………………………… 22
相馬智也　莇生田整治　慶應義塾大学医学部　歯科・口腔外科学教室

04 麻酔の基礎 ……………………………………………………………………… 32
雨宮 啓　神奈川県・藤沢歯科ペリオ・インプラントセンター

05 衛生管理の基礎 ………………………………………………………………… 36
土田晃太郎　末増明日美　宮崎県・土田歯科医院

06 画像診断 ………………………………………………………………………… 40
梅村 匠　東京都・うめむら歯科医院

歯科小手術 実践編

● 口腔外科

01 普通抜歯 ………………………………………………………………………… 48
加藤 伸　柴 秀行　慶應義塾大学医学部　歯科・口腔外科学教室

02 埋伏歯抜歯 ……………………………………………………………………… 54
鬼澤勝弘　安居孝純　川崎市立川崎病院　歯科・口腔外科

03 歯根端切除術、囊胞摘出術 …………………………………………………… 64
軽部健史　臼田 慎　木津英樹　立川病院　歯科口腔外科

04 膿瘍切開……70
宮下英高　慶應義塾大学医学部　歯科・口腔外科学教室

05 外傷……74
山田有佳　角田和之　慶應義塾大学医学部　歯科・口腔外科学教室

06 軟組織の手術……78
吉武桃子　村岡 渡　川崎市立井田病院　歯科口腔外科

07 硬組織の手術……84
佐藤 仁　昭和大学歯学部　口腔外科学講座　莇生田整治　慶應義塾大学医学部　歯科・口腔外科学教室

08 歯の移植……88
片山明彦　東京都・有楽町デンタルオフィス

● 歯周治療

09 歯周外科のその前に……92
富田幸代　齋藤 淳　東京歯科大学　歯周病学講座

10 フラップ手術……96
井原雄一郎　中川種昭　慶應義塾大学医学部　歯科・口腔外科学教室

11 骨外科ならびに歯冠長延長術……102
清水宏康　東京都・清水歯科クリニック

12 根分岐部病変に対する外科処置……106
吉野敏明　田中真喜　神奈川県・誠敬会クリニック

13 もう一度学ぶGTR法……112
後藤弘明　東京都・ごとう歯科　齋藤 淳　東京歯科大学　歯周病学講座

14 EMDによる再生療法の威力を組織学的に評価する……118
長谷川嘉昭　東京都・長谷川歯科医院

15 根面被覆……124
石川明寛　東京都・田園調布 歯周病・インプラントセンター　石川歯科医院

16 歯槽堤増大術……130
増田勝実　東京都・福岡歯科 新川院

17 レーザーの歯科小手術への応用……136
田中真喜　吉野敏明　神奈川県・誠敬会クリニック

表紙デザイン：和歌月悦子

メスホルダー セーフティー

 ワンタッチでメス刃がとりはずせるメスホルダー
メス刃に触れずにリムーブでき、**感染防止にGood！**

標準価格：¥18,000　CODE:30569
医療機器届出番号　09B2X00010Y00054　一般医療機器・ナイフハンドル
※写真のメス刃は付属しておりません

- ✅ メス刃除去時のケガや感染防止に
- ✅ 握りやすく安定感のあるグリップ
- ✅ 3パーツに分解可能で清掃性に優れています

● 使用方法 ●

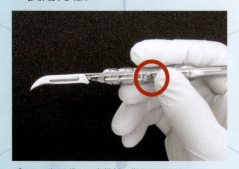
プッシュトリガーの突起部に指をかけます。

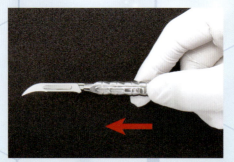
作業部のメス刃方向へトリガーをスライドさせます。

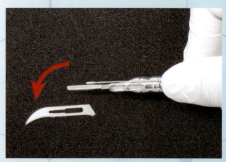
メス刃が押し上げられ、ワンタッチで脱落します。

● 分解図 ●　3ピースに分解することができ、洗浄・清掃がしやすい構造です。

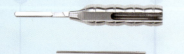
メス刃装着部位（ヘッド部）
バネ内蔵のプッシュトリガー
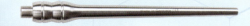
ハンドル部
※パーツの別売りはありません

インスツルメントの浸漬洗浄／超音波洗浄には、
『タスクリーン』歯科用タンパク分解・防錆洗浄剤
をおすすめします！

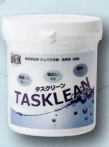

標準価格：¥5,800
内容量：500g
CODE:19200

＜お問い合わせ＞
歯科用インスツルメント　〒112-0001
株式会社 タスク　東京都文京区白山2-38-14 白山 CT ビル 5F
TEL: 03-5615-8827　FAX: 03-5615-8837

＜製造販売元＞
株式会社 シオダ　〒321-0517
栃木県那須烏山市東原53

http://www.task-inc.net
新製品のご紹介・カタログのダウンロード、
お得なセールの情報などは、ホームページで！

歯科小手術

基礎編

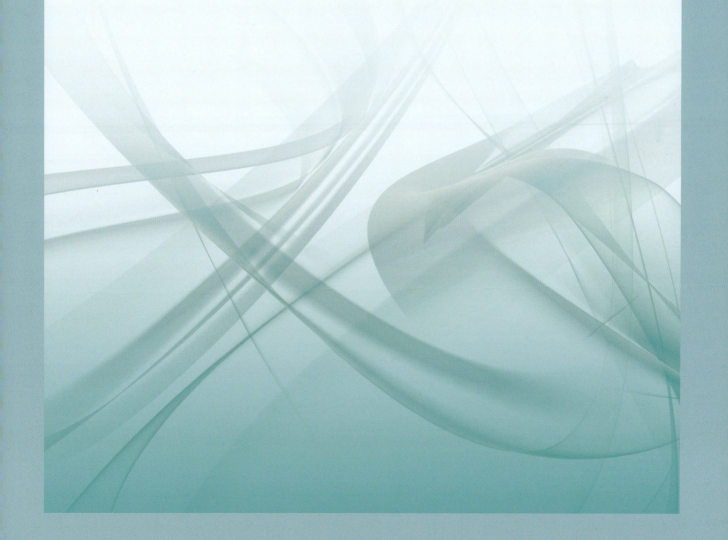

歯科小手術　基礎編

01 手術に臨む際の基本的な考え方
——確実できれいな手術を行うために

河奈裕正 *Hiromasa KAWANA*
慶應義塾大学医学部　歯科・口腔外科学教室

　手術後の縫合創の治りがよく、きれいで、裂開や哆開がない、そんな結果を生むような手術を行うための、若手歯科医師に留意してほしい基本的な考え方について述べていきたい。

手術を行うための大前提

1．手術適応症の診断と事前シミュレーション

　手術は、限られた時間内で患者を救う用手的な治療行為である。小分けにして行うことができない治療であり、その分責任も重い。

　診断を誤らず、当該症例は果たして手術の適応症なのか、もし適応するとしても、数ある術式からいずれを選択すべきかを慎重に判断していく必要がある。一人の判断で迷う場合は上級医に相談したり、カンファレンスを開いて歯科医師同士で意見を交換して治療方針を立てていく（**図1**）[1]。また、遠隔地間での症例検討もインターネットを利用すれば可能である。

　膿瘍切開、抜歯、根尖切除、デンタルインプラント手術、骨移植、Guided Bone Regeneration（GBR）などの代表的な口腔手術においても、さまざまな術式が考案されているが、対象症例の手術難易度をよく分析して、適する術式と、手術を始めてから気づくような事態、たとえば、抜歯時のアンキローシス、根尖切除時の歯根破折、デンタルインプラント埋入時の不良な初期固定、血管の露出や損傷（**図2**）など、それぞれの状況に対応できる準備をしておく。

　なお、全身合併症の事前の把握は極めて重要で、必要に応じて担当医師に対診し、手術の妥当性、時期、術式、周術期管理などを検討していく。

　以上の総合的な検討結果を踏まえて、患者にインフォームド・コンセントを行い、セカンド・オピニオンの希望にも対応したうえで手術に臨むことになる。

2．器材・機材を把握する

　器材・機材の名称を覚え、それらの使用目的、使用法をあらかじめ把握しておく。名称は開発者の名前（例：細谷氏上顎洞鈍鈎、ペアン止血鉗子；**図3、4**）で呼称するものも多く、注意を要する。

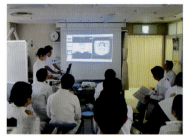

図❶　カンファレンスによる手術内容の検討

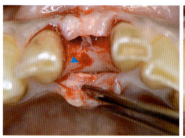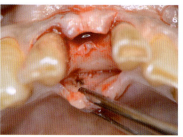

図❷　下顎前歯部における副舌側孔の露呈と同部の血管処理。血管は結紮切断するのが基本だが、本症例では血管が極めて細く、電気凝固を選択した（矢頭は口底部から下顎骨に入り込む血管）

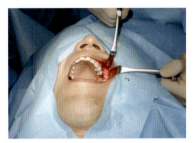
図❸　細谷氏上顎洞鈍鉤

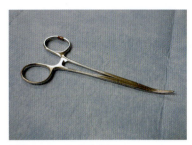
図❹　ペアン止血鉗子

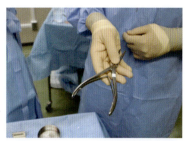
図❺　リュウエルを渡す様子。関節部が2つ装備されている（ダブルアクション）ため、軽い力で骨を削除できる、主として手の整形外科で使用される破骨鉗子

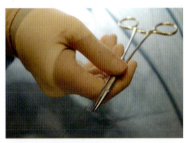
図❻　的確な器材の手渡し。ウェブスター持針器に、4-0ソフトナイロン糸を逆針付けで把持して渡す様子

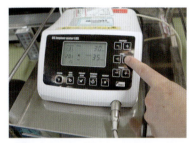
図❼　手術周辺機材の操作法に精通する

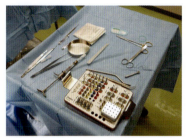
図❽　器材台に漫然と置かれた手術器具

手洗いスタッフとしての手術経験がない、まだ見学レベルの方に申し上げたいのは、術者サイドと手術介助サイド間で交わされる言葉を理解してほしいということである。たとえば、「ダブルアクションの手の外科用リュウエルください」（図❺）、「ウェブスター、4-0、逆針で付けて縫合します」（図❻）といった指示出し・指示受けの様子を、自分は果たして理解しているのか、「エンジントルク35ニュートン、注水レベル1のままで30回転に上げてください」（図❼）と言われたときに、適切なボタンを自分はすばやく押せるのかという自問自答を、常にしてほしいのである。

見学時期の段階で暗記すべきことはいくつもあることを意識し、漫然と見物しているようなことがないようにしてほしい。手術は、座学で解決できない、現場でしか学べないことが多い。手術室に早めに行って、先輩や看護師・歯科衛生士に不明点を聞き、術後もチャンスを狙ってバーの着脱やモーターの動きを実際に自分で確かめるといった積極的な態度が要求される。

3．器材のセッティング

多くの手術では、看護師や歯科衛生士によって、手術しやすいよう器材台（メイヨー台、歯科用ユニットテーブルなど）の上に整然と器材がセッティングしてある。したがって、術者側は助手も含めて、セッティングする手間を省くことができる。一方、この弊害として、初心者がセッティングを覚えなくてもよい環境に置かれてしまっている。夜間などの時間外緊急処置時には、器材のセッティングを自分で行う機会もあり、また、施設によっては助手や術者自身が器材のセッティングを担うこともある。

セッティングは、手術をスムーズに、時間をかけずに進めるために極めて重要である。初心者は、看護師や歯科衛生士が行っている器材セッティング、あるいは、手際のよい手術を行っている術者が好むセッティングを覚えておく必要がある。使用する順番も考えずに器材が置かれていれば、術者はセッティングした者に対して、"手術内容をわかっていない"と判断せざるを得ない（図❽）。

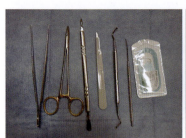 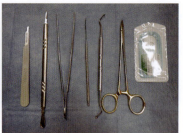

図❾ 外科器具の置き方の基本。使用順に左側から置く。左:悪い例、右:よい例

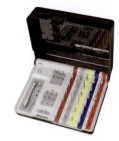

図❿ インプラント手術では、トレー内のドリルやドライバー類の配置を熟知すべきである（デンツプライ三金株式会社より写真提供）

　第一助手や術者に早く登用されるには、「私はこの手術を理解している」ということを、器材セッティングを通して術者や先輩に伝える必要がある。いつも正確なセッティングを周囲に披露できれば、早く術者になりたいという気持ちが必ずや指導医に伝わるはずである。

4．術式を理解し、暗記する

　前項と関連するが、術式を理解していれば、器材も自ずと並べやすくなる。器材はメスから持針器に至るまで、器材台に片側から手術での使用順に従って整然と配列し（図❾）、術者、手洗いスタッフ、外回りスタッフ間で術式ごとの並べ方を共有しておくべきである。

　とくに、デンタルインプラント手術では、手術トレー内のバーやドライバー類の使用順、ドリル径、ドリルに付与されたデプスマーカーの位置、ドライバーの使い分けを記憶している者としていない者とでは、手術スピードに雲泥の差が生じる（図❿）。種類、長さは限られているので、手術前にトレー内を熟知していて当然であり、これは患者に対する礼儀でもある。

　多くの手術術式は、研修医制度導入によりマニュアル化が進み、覚えやすくなっているが、新人に対する指導医の評価はすべて平等とはかぎらない。理解している者の登用が患者のために優先される傾向があるため、マニュアルによるチーム全体のレベルアップとは別に、マニュアルに頼ることのない、それ以上の何かを自分自身でどうすべきか、自主的に考えていく思考を身につけていくことが大切である。

　作法は必要だが、お行儀がよいだけでは前には進めないということである。

手術時に守るべきこと

1．清潔域と不潔域の把握

　清潔域と不潔域との区分けは、手術前の上級医や看護師の捌きをよく見て覚えることから始める。

　手洗いスタッフは、文字どおり手洗いの瞬間から清潔域となる。手洗いの後は、いかなる不潔域にも触れてはならない。初心者の動作でよく見かける光景として、患者の消毒時に術衣腹部が患者ベッドやチェアーに触れてしまう（図11）、滅菌グローブを流し横のテーブルなどの不潔域で広げている（図12）、手袋をした手を下げている（図13）、あるいは、手を上げすぎてマスクの縁に当たりそうになっている、髪の毛が帽子から出ているなどがある。これらは研修医以外でも、手術経験を十分に積んでいない、あるいは積んでこなかった者、教育レベルでの実体験が充実していなかった者にもしばしば見受けられる。

　また、手術が終了すれば、手洗いスタッフは不潔域に一転する。術衣は不潔な着衣に転じることを忘れてはならない。術衣外側には血液をはじめとした組織液が付着しているため、手術終了後す

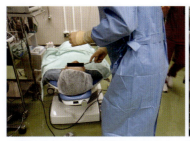 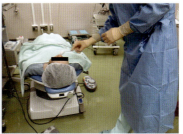

図⓫　術前の口腔外消毒の留意点。術衣が患者に触れないよう注意する。
左：悪い例、右：よい例

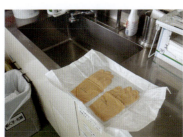 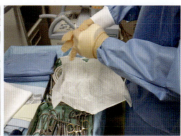

図⓬　滅菌グローブを広げる場所。左：悪い例、右：よい例

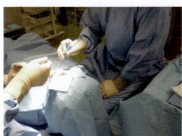 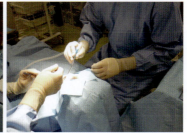

図⓭　手術中の手の位置。滅菌・消毒域から逸脱しないように注意する。
左：悪い例、右：よい例

みやかに外側を内側で包み込みながら脱ぎ（図14）、術衣を着たままで手術室を闊歩するようなことは避けなければならない。血液で汚染した部分を周囲に撒き散らすことになり、次の患者や同僚を感染の危険に曝すことになる。

手技的な留意点

1. 手術創が裂開、哆開する理由

抜糸などのリコール時に、縫合部の手術創がきれいな症例、段差がある症例、裂開や哆開している症例など、さまざまな創の治り方があることに気がつく。基本的な術式は守っていても、いろいろな術者がいろいろな患者をそれぞれの方法で手術するため、傷の治りもさまざまであって然るべきであるが、創が開くような状態は避けなければならない（図15）。

創が開く局所的な原因は、深部での感染の他、創縁の血流不全が最たる点として挙げられ、これは手術手技の良否におおいに関連している。血流を阻害する要因を挙げると、「縫合時に創面が楽に寄らないので縫合糸を強く引いて寄せた」、「縫合間隔が細かすぎた」、「結紮力が強すぎた」などの縫合での難点がまず思い浮かぶであろう。しかしながら、手術創の善し悪しは、縫合の善し悪し

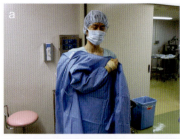
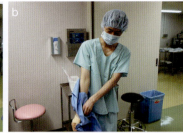
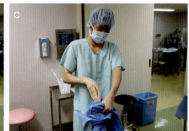
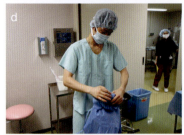
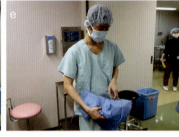

図⓮ a〜e　術後の術衣の扱い。血液が付着した外側を、グローブとともに内側で包み込んでまとめる

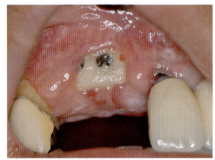

図⓯　移植骨と固定スクリューの露出。排膿はなく移植骨の動揺も認めないが、粘膜が薄い状態であった

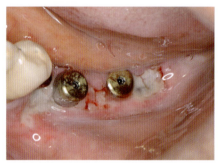

図⓰　禁煙指導後に再喫煙していたインプラント患者のアバットメント接続手術1週後の状態。創が哆開し、粘膜上皮が欠損している

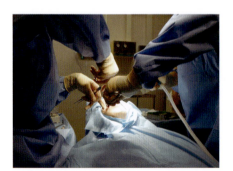

図⓱　口腔内手術の特性。口腔内は狭く深いため、術者や助手には手首の柔軟さが要求される

だけで決まるのではない。それ以前の切開や剝離から始まる手術のプロセスにも原因があることを忘れてはならない。とくに、手術中にフラップ断端を鑷子で強く摑んだり、鉤で押し付けたりすれば、末梢は挫滅し、いくら正確に縫合しても治りの悪い創となってしまうだろう。

なお、喫煙や投薬、全身的要因による末梢血流障害は術前に把握し、あらかじめ対応しておくことも重要である（図16）。また、創の深部感染で治癒が遅れている場合は、抗菌薬を投与しつつもそれだけに頼ることなく、すみやかにドレナージを施すべきで、そのための切開法や穿刺法にも長けていなければならない。

2．手術計画と切開デザイン

よい縫合で手術を完結させるには、手術を始める前の手術計画、切開デザインが極めて重要となる。確実な縫合も、もとを辿れば切開デザインいかんにより楽に縫合できるかどうかが決まり、結果的に手術の善し悪しに影響を及ぼすことになる。

切開デザインは、主として以下の内容を考慮して決めていく。

- 神経および血管の走行：オトガイ神経、舌神経、大口蓋動脈、下顎副舌孔など
- 口腔粘膜所見：病理、付着歯肉幅、小帯など
- 術式：抜歯、根尖切除術、インプラント、骨移植、GBRなど

これらの考慮点を念頭においた立体的な切開デザインが、以後の手術操作や術後経過におおいに影響する。

基本的外科手技と術式

すべての外科術式は、切開から縫合に至る外科基本手技の組み合わせで成り立っている。したがって、それぞれの基本手技に長けていることが、確実で手際のよい手術の流れを導くことになる。

また、この基本の学習は座学では追いつかないことがほとんどで、研修期間中に先人に学び、先人から盗むものである。「あいつは○○先生のコピーだ」と言われるぐらい、ターゲットにした先人の手技を細部に渡るまで真似ていこう。そのうえで経験を重ねれば、その尊敬していた先人の荒も見えてくる。そこを自分でmodify（修正）して、さらに高いレベルの技を確立して後輩に繋げていく。後輩たちが診療する将来の患者にも、よりよい手術を提供できるような繋ぎ手にもなっていただきたい。

なお、切開、剝離、縫合の各論については、本増刊号の各項目、あるいは既出の成書や論文を参照されたい[2〜4]。とくに、口腔内は術野が深く狭いので、口腔外の手術以上に、器材捌きの善し悪し、手首の柔軟さ、手術姿勢などが、手術の正確さ、スピード、副損傷の防止に影響する（図17）。座学とともに、実学がより重視される世界である。

●

本項では、縫合が正確かつきれいで治りのよい手術を目指すための基本的な心構えや準備について述べた。手術の上達には、経験と自己努力が要求されることはいうまでもなく、要所だけを搔い摘んでもすばらしい結果を生むことはできない。「ローマは一日にして成らず」である。なぜそれがうまくいくのか、いかないのかを理論立てて考えながら、修練を積むことが重要と思われる。

【参考文献】

1) 河奈裕正：手術上達への道〜心掛けの大切さ〜．日本顎咬合学会誌，26（3）：320-321，2006．
2) 河奈裕正：1　インプラント治療における解剖学および外科学　1.1　インプラント手術を成功に導くための切開とそのデザイン．浅賀寛，他（編）．長期安定インプラント治療―組織学的に配慮されたコンポーネントを活用して―．クインテッセンス出版，東京，2010：8-15．
3) 河奈裕正，朝波惣一郎，行木英生：改訂版　インプラント治療に役立つ外科基本手技〜切開と縫合テクニックのすべて〜．クインテッセンス出版，東京，2015：1-107．
4) 河奈裕正：クリニカル　身近な臨床・これからの歯科医のための臨床講座（80）口腔手術手技のbasics．日本歯科医師会雑誌，68（11）：1021，1061-1068，2016．

歯科小手術　基礎編

02 手術をする前に知っておきたい解剖

阿部伸一　*Shinichi ABE*
東京歯科大学　解剖学講座

　超高齢社会によって合併症を伴った患者、また著しい歯槽骨の吸収を呈する患者などの難症例が、近年増加の一途を辿っている。この難症例に対する口腔内小手術に対しては、確かな解剖学的知識をもって細心の注意を払って臨まねばならない。
　そこで本項では、顎骨の歯牙喪失後の形態変化によって顎骨周囲、顎骨内部の神経、血管、筋、唾液腺組織など軟組織の位置関係が、口腔内からどのような部位に位置するように変化するのかについて解説する。

加齢に伴う顎骨の形態変化

　骨格の主体をなす組織は骨であり、骨はその機能を過不足なく発揮するよう常にリモデリングされ、合目的な形態を呈している。ことに歯が植立して咬合力を負担するという特殊な環境下にある顎骨は、歯を通して力学的刺激が直接骨内部にまで作用するため、その形態・構造は他の骨とは異なり、歯の植立状況により大きな影響を受ける。

歯が植立する部位を上顎では歯槽突起といい、下顎では歯を植立する部位を歯槽部、その下部を基底部と称する（図1）。
　上顎骨は歯牙喪失後、下顎骨と同様に歯が植立していた部分である歯槽突起の吸収が顕著にみられる。歯槽突起の吸収が進むと、口蓋突起との高さの差がほとんどなくなり、後方では翼状突起と接する部分が若干高く残るのみで、その他の部分は翼状突起の高さよりも低くなる（図2）。さらに有歯顎に比べ、無歯顎の切歯窩および大口蓋孔では大きさを増すのも特徴の一つである。
　下顎骨は歯牙喪失後、その機能の変化に伴い下顎骨各部にリモデリングが起こり、外部形態が大きく変化する。とくに歯槽部での変化が著しく、骨吸収により歯槽部が消失していく。最も吸収した場合、前歯部ではオトガイ棘、小臼歯部ではオトガイ孔、大臼歯部では顎舌骨筋線の高さまで退縮する（図3）。下顎骨の吸収が進み、オトガイ孔が下顎骨の上面に位置した場合、オトガイ孔か

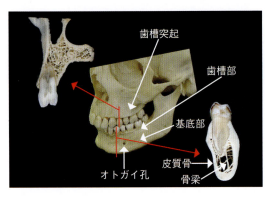

図❶　上下の顎骨と内部構造
上顎骨は眼窩、鼻腔、口腔の構成に関与する。上顎骨では歯の周囲を歯槽突起、下顎では歯槽部と称する。オトガイ孔は有歯顎では、下顎第2小臼歯直下で下顎体のほぼ中央に位置するのが一般的である。また、歯からの咬合力を顎骨内部の骨梁が受け止めるが、上顎骨は頭蓋全体でその力を受け止めるため、下顎と異なり皮質骨は薄く、骨梁は細かくスポンジ状を呈する

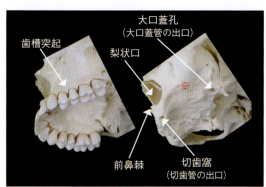

図❷　上顎骨外部形態の変化
歯槽突起は歯を喪失すると吸収する（※）。また歯槽突起唇側部（切歯窩前方部分）は、とくに大きく吸収する場合がある

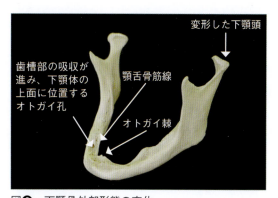

図❸　下顎骨外部形態の変化
歯槽部は顎舌骨筋の付着する顎舌骨筋線まで大きく吸収する場合がある。この標本のように極端に歯槽部が吸収した場合、オトガイ孔が歯槽堤の上面に位置する

ら出るオトガイ神経は歯槽堤粘膜直下に分布することになる。その際、義歯床下粘膜の疼痛を惹起する場合があり、オトガイ孔を拡げてオトガイ神経を下方へ移動する手術が必要となるときがある。

　この外形変化は、顎骨内部における骨梁が合目的に変化した結果、生じている。歯を有している顎骨内部へは、歯を介して咬合力が加わり、その力を皮質骨へ逃がす多くの骨梁が存在している。しかし、歯を喪失すると咬合力は顎骨内部へ伝達されなくなることから、骨梁は細く形態変化し、結果として上顎では歯槽突起、下顎では歯槽部の外形は吸収していく（図1）。

顎骨において、歯を喪失しても吸収が少ない部位と口腔粘膜の変化

　口腔粘膜は、機械的刺激・細菌の侵襲から深部の組織を保護する働き、痛覚・触覚・圧覚・温度感覚・味覚の感覚器としての働き、小唾液腺による粘膜表面を潤す働きなど、多くの機能を有している。これらの機能に適応して、構造の違いがみられる。この機能的、組織学的な特徴から口腔粘膜の各部は咀嚼粘膜、被覆粘膜、そして舌の粘膜である特殊粘膜の3種類に分類される。

　咀嚼粘膜は、咀嚼に伴う機械的刺激を強く受ける領域に存在する粘膜で、歯肉粘膜と硬口蓋粘膜（口蓋溝、硬口蓋後縁部を除く）がこれに属する。咀嚼粘膜では、重層扁平上皮表層の細胞は角化層を形成する。上皮が鎧を着た状態であり、これにより深層は保護される。さらに、粘膜下組織を欠き、粘膜固有層が骨膜を介して骨と直接結合している。

　すなわち、粘膜下組織というクッションが欠如するために非可動性で、被圧変位量が少ないことにより、この咀嚼粘膜は歯科インプラント体を埋入するのに最も適しているといえる。

　被覆粘膜は、咀嚼時にあまり圧力を受けない部位で、分布範囲は広く、口唇、頬、軟組織、歯槽粘膜、舌下面、口腔底がこの粘膜に覆われる。この被覆粘膜は、粘膜上皮が非角化性で比較的厚く、粘膜下組織が存在するために可動性を示し、被圧変位量が大きい。この口腔粘膜は、顎骨の吸収に伴って変化する部位があり、口腔内小手術を施術する際には注意を要する。

　上下の顎骨は歯の喪失後、大きな形態変化を起こすが、変化が少ない部位も存在する。

　上顎では、前歯部から臼歯部にかけて歯槽突起部は広く吸収するが、もともと歯の存在していない上顎の最後臼歯部のさらに後方の部分から上顎結節にかけては、形態変化が少ない。これは咀嚼筋、表情筋の一部が骨に付着し、機能時に骨を牽

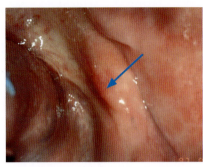 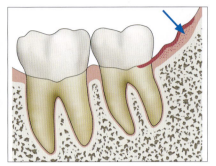

a：口腔内から観察したレトロモラーパッド（矢印）　　b：レトロモラーパッド（矢印）の模式図

図❹ a、b　レトロモラーパッド
レトロモラーパッド内部には臼後腺（粘液腺）が存在するため、歯を喪失してもこの部の骨は吸収しない

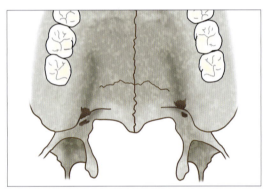 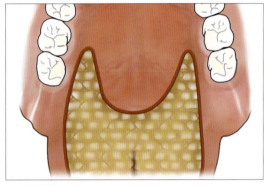

a：骨口蓋　　　　　　　　　　　　　　　　　b：口蓋腺

図❺ a、b　口蓋の解剖
骨口蓋の側方、後部から軟口蓋に口蓋腺が存在する

引する機械的負荷が、骨のリモデリングを促進している結果である。

下顎では、歯槽部後方端の臼後三角に臼後腺が存在するため、被覆する軟組織の膨隆であるレトロモラーパッドは、歯を喪失後も吸収しない。この部位は、構造的に前（臼後乳頭、レトロモラーパピラ）、後（臼後隆起、レトロモラーパッド）2部に区分する隆起が存在するが、この2部を総称してレトロモラーパッドと呼ぶのが一般的である（図4）。

前方の臼後乳頭は咀嚼粘膜に覆われた硬い小隆起であり、この中には腺はなく、強靱な結合組織のみよりなる。後方の臼後隆起は軟らかい円形の隆起で、組織学的にすう疎な結合組織と粘液腺（臼後腺）よりなる。また、硬口蓋の外側部に存在する口蓋溝部、硬口蓋後半部には粘液腺である口蓋腺が存在し、粘液腺存在部位は硬口蓋でも被覆粘膜である（図5）。口蓋小窩は、いくつかの口蓋腺の導管が合して形成される構造物で、すなわち口蓋腺の分泌される小窩である。

歯牙喪失後、歯肉であった部分は歯根膜の消失、歯槽突起（上顎骨）・歯槽部（下顎骨）の吸収に伴い堤状の高まりを呈する歯槽堤へと変化する。歯槽堤を覆う口腔粘膜は、歯肉粘膜の構造、性状と類似するが、口腔内の状況により種々変化に富む。多くの場合は、歯槽堤の粘膜上皮は歯肉の口腔側上皮と同様な角化を示すことが多い。歯槽堤の粘膜は歯肉と同様に通常は粘膜下組織を欠く。

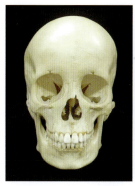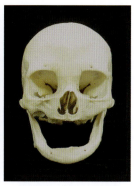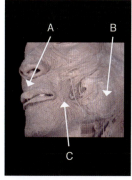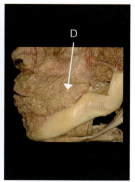

a：有歯顎の顎骨正面観　　b：無歯顎の顎骨正面観

図❻a，b　歯を喪失すると、上顎は歯槽突起、下顎は歯槽部が大きく吸収する。この顎骨の形態変化により、粘膜の構造も変化していく

a：最表層の表情筋　　b：最深層の表情筋

図❼　口腔周囲に集まる表情筋（左側）
頬筋の筋束はモダイオラスを超え、口輪筋を構成する。表情筋は、咀嚼や嚥下機能など重要な口腔機能を担う
A：口輪筋、B：咬筋、C：モダイオラス（多くの表情筋が集まる）、D：頬筋

しかし、顎骨の吸収が進行するに伴って疎性結合組織が増殖し、咀嚼粘膜の特徴を有するのは歯槽堤頂部のみとなる。

歯科小手術に際し、これらの粘膜の状態および今後の顎骨吸収に伴って生じる粘膜の形態変化も予測することが重要となる（図6）。

口腔機能を担う表情筋

口腔粘膜の一層中には頬筋、そしてそれに連続する口輪筋が走行している。すなわち、これら両筋が口腔という空間を形成している。口腔内小手術施術後、口腔内で咀嚼など機能的に粘膜を直接動かしているのが頬筋と口輪筋であるため、その解剖学的走行には十分な理解が必要となる。

頬筋は、広く大きい筋肉で、頬部の大部分を占める。上、下顎大臼歯部の歯槽部外面と、下顎大臼歯後方にある頬筋稜並びに翼突下顎縫線から起始し、口唇に向かって前走し、上半部の筋束は上唇へ、下半部の筋束は下唇へ入り、口輪筋の大部分をつくる。頬筋の機能としては、口の開閉に応じて、頬に一定の緊張を与え、咀嚼時の歯牙による損傷を防ぐ。すなわち、開口時は弛緩し、閉口とともに収縮、さらに嚥下時は強く収縮する。

また、口角を外後方に引き、口裂を一直線とし、口腔前庭を小さくする。さらに頬筋の起始部である翼突下顎縫線の頬筋収縮時の形態変化は、翼突下顎ヒダ周囲の口腔粘膜の形態変化として口腔内に現れる。翼突下顎縫線からは頬筋とはまったく逆の後方へ向かい、咽頭収縮筋が走行する。

頬筋は、他の表情筋である笑筋、口角下制筋、下唇下制筋などとともに口角部に集まる（図7）。この部位をモダイオラス（口角結節）と呼ぶが、この位置は口角より外方4.5～4.7mm付近にある。

上顎骨内部および周囲の神経、脈管

上顎骨の後方で蝶形骨翼状突起との間で構成される翼口蓋窩では、歯槽孔を通り、上顎骨内に入り、上顎大臼歯および上顎洞に分布する後上歯槽動脈が走行する。その他、歯槽孔より進入せず上顎骨に沿って走行するものには太い分枝が、上顎骨周囲の軟組織に分布する（図8）。眼窩下孔からは顎動脈の枝である眼窩下動脈が出る。眼窩下動脈は、眼窩下神経と伴行して眼窩下溝、眼窩下管を前走し、眼窩下孔を通って顔面に出て鼻根部、鼻背部に分布する。眼窩下管の通過時には、前上歯槽動脈が前外下方に分岐し、上顎前歯、小臼

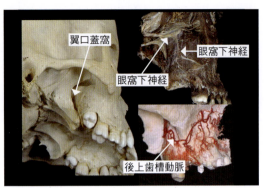

図❽ 翼口蓋窩を走行する神経と動脈
翼口蓋窩では上顎神経が多くの枝に分岐し、眼窩、鼻腔、口腔などに枝を出す。顎動脈も同様に、翼口蓋窩で多くの枝に分岐する

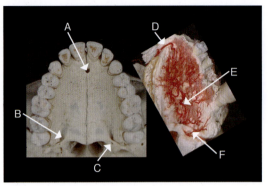

図❾ 口蓋を走行する動脈
左図：骨口蓋を下方から観察、右図：口蓋を走行する脈管の鋳型標本
A：切歯窩（切歯管の出口）、B：大口蓋孔、C：小口蓋孔、D：切歯管を通る鼻口蓋動脈、E：大口蓋動脈、F：小口蓋動脈

およびその歯肉に分布するものと後上歯槽動脈の枝と吻合し、複雑な動脈網を形成するものがある。

また、口蓋に向かい大口蓋動脈、小口蓋動脈に分かれる下行口蓋動脈、鼻腔に達する蝶口蓋動脈を分岐する。蝶口蓋動脈は、鼻腔内で広く分布した後、切歯管を下走し切歯窩から出て、口腔内の口蓋粘膜に広く分布している大口蓋動脈と合す（図9）。

下顎骨内部および周囲の神経、脈管

口腔内小手術を下顎に施す際、下顎管の位置を十分に考慮する必要がある。下歯槽神経は、下顎枝内面のほぼ中央にある下顎孔に入り、下顎管の経過と一致して顎骨内を経過する。この際、大臼歯部までは、下顎骨舌側壁に近く走行するが、それより方向を外方（頬側壁）に向ける。そして第1小臼歯と第2小臼歯の間で向きを後上方で外方に変え、第2小臼歯付近で、オトガイ孔より出る。この際、下歯槽神経はやや前方に走行した後、反回しオトガイ孔から出る。この部位を「anterior loop：アンテリアル・ループ」と呼ぶ。そして、下顎骨内部のオトガイ孔より、前方では切歯枝として前歯部の感覚を支配する（図10）。

下顎管は有歯顎時、周囲の骨壁は非常に薄いのが特徴である。とくに上壁は上方に動・静脈、神経の枝を出すため、薄く、多孔性である。また、有歯顎時には歯に向かう下歯槽神経の枝である歯枝を骨が包み、下顎管様構造を呈することがある。この動・静脈、神経の枝の束が大きい場合、下顎管とほぼ同程度の太さの枝がみられる場合がある。

舌神経は、下歯槽神経の前内側を、しばらく密接して下行する。この部位で舌神経は、下顎骨内面に沿うように走行する場合がある（図11、12）。舌神経の機能としては、舌の前2/3（舌体）の粘膜に分布し、舌前2/3の知覚（舌神経）、味覚（鼓索神経）を司る。舌神経は内側翼突筋前縁から出て、顎舌骨筋の上部の空隙、すなわち舌下隙を前走する。この舌下隙には舌神経だけでなく、舌下動脈も分布する。舌下動脈とは舌動脈の分枝で舌から出た後、舌下腺の下部を前走し下顎前歯部舌側領域に分布する（図13）。この舌下動脈は、下顎骨の基底部に沿うように分布するが、この基底部には全域にアンダーカット（図14）が存在することから、歯科インプラント治療時などに穿孔しやすい構造となっている。また、顎舌骨筋の下方の空隙、すなわち顎下隙には顔面動脈の枝であるオトガイ下動脈が分布する（図15）。

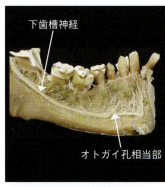
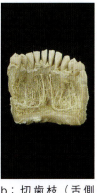

a：下歯槽神経の走行様式　　b：切歯枝（舌側より観察）

図⑩ a、b　下歯槽神経の走行（下顎骨内部を観察）
皮質骨を除去して下歯槽神経を観察すると、下顎孔から進入後、前走する過程で歯髄、歯周組織などに多くの分枝を出すことがわかる。その後、オトガイ孔からオトガイ神経を出し、その前方では切歯枝となる

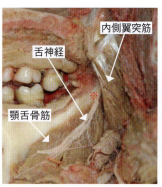
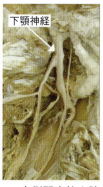

a：顎舌骨筋の上面を走行する舌神経　　b：内側翼突筋を除去して観察した翼突下顎隙で多くの枝を分岐する下顎神経

図⑪　舌神経の走行
舌神経は翼突下顎隙で下歯槽神経と分岐後、鼓索神経を受け入れ舌へ向かう。ここでレトロモラーパッドに近接する（※）ため、埋伏歯抜歯の際などの粘膜遠心切開では舌神経の損傷に注意する必要がある。舌神経は舌の知覚、味覚だけでなく、顎下腺、舌下腺の分泌調節にも関与している口腔機能にとって重要な神経である

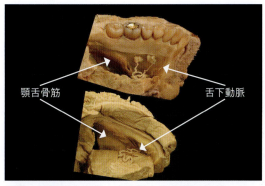

図⑫　舌神経の走行、有歯顎と無歯顎の比較
舌下動脈は有歯顎では歯槽部から遠い位置に存在するが、無歯顎では歯槽堤に近接し存在するようになる（上：有歯顎、下：無歯顎）

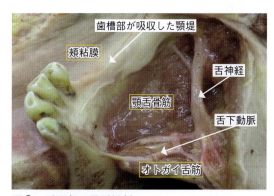

図⑬　舌下部の局所解剖
舌下部粘膜直下の舌下腺を除去すると、その下部を走行する舌神経、舌下神経が観察できる

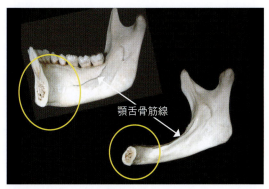

図⑭　注意すべき下顎骨基底部の形態
下顎骨基底部には、全域に及ぶアンダーカット（丸印）が存在する。左上：有歯顎、右下：無歯顎

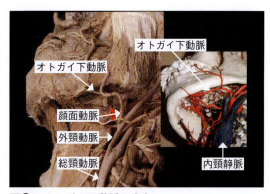

図⑮　オトガイ下動脈の分布
総頸動脈は甲状軟骨上縁で外頸動脈と内頸動脈に分かれ、外頸動脈の前壁から顔面動脈が分岐し顔面に分布する。そして顔面動脈から下顎下縁付近でオトガイ下動脈が分岐し、顎下隙を前走する。最終的にはオトガイ部で舌下動脈と吻合する

03 全身状態・疾患への配慮

相馬智也[1] Tomoya SOMA　莇生田整治[1] Seiji ASODA

1）慶應義塾大学医学部　歯科・口腔外科学教室

はじめに

近年の急速な高齢化や医療技術の進歩に伴い、歯科医療の現場においても高血圧症、脳血管障害、心筋梗塞、糖尿病など全身疾患を有する患者の治療機会は増加する傾向にある。観血処置を実施する際は、基礎疾患の直接的な影響のみならず、治療薬の副作用なども考慮に入れる必要があり、安全に治療を進めていくためには幅広い知識を身につけ、的確にかかりつけ医との連携を行うことが重要となる。歯科治療を行う際の全身偶発症は、局所麻酔薬を使用する観血処置の実施時に発生することが多いとされている。また、歯科治療中の死亡原因の32％は虚血性心疾患を含む心不全であり、24％は脳血管障害であるといわれている。

そこで本項では、全身疾患を有する患者に観血処置を実施する際の注意点について、医科主治医への対診方法も含めて解説する。

観血処置を行う際に必要な疾患の知識

1. 高血圧症

初診時に患者が記入する問診票やお薬手帳を確認することにより、高血圧症の既往と降圧薬の種類を確認できる。初診時には、処置を行わない場合でも血圧を測定し、現在の状況を把握することが重要である。

初診時の診察で服薬コンプライアンスや血圧コントロール不良の場合、また未治療の場合は、内科治療を優先する。歯科治療中にも脳出血や心血管病の発症リスクがあるため、高血圧の有無と血圧管理状況について事前に評価する必要がある。高血圧症患者では、脳血管障害、狭心症、心筋梗塞、糖尿病、慢性腎臓病などを合併している可能性もあり、原発性アルドステロン症や大動脈弁閉鎖不全症などで二次性高血圧が生じている場合もある。

既往として高血圧の指摘がない場合でも、処置実施前には必ず血圧などのバイタル測定を行い、実施前の血圧が180/110mmHg以上であれば、緊急処置以外は行わずに、内科医への紹介を優先すべきである。降圧薬を服用中の患者では、歯科治療当日も服用を忘れないように指導することが重要である。なお、強い不安を訴える患者には、かかりつけ内科との相談のうえ、抗不安薬の処方を考慮することもある。

また、高血圧症患者など循環変動を極力避けたい場合の歯科治療では、局所麻酔薬に含まれるアドレナリンの影響に注意する。健康な成人へのアドレナリンの使用量は、200μgまでとされている。8万分の1アドレナリン添加リドカイン塩酸塩カートリッジ（歯科用キシロカインカートリッジ®）1.8mL（以下、カートリッジ）1本には、22.5μgのアドレナリンを含有しているため、約9本まで使用することができる。

表1に示した高血圧の分類において、Ⅱ度（中等度）の高血圧ではアドレナリン40μgまで、Ⅲ度（重度）では20μgまで使用可能とされており、Ⅱ

表❶ 成人高血圧の分類[1]

分類	収縮期血圧（mmHg）		拡張期血圧（mmHg）
至適血圧	<120	かつ	<80
正常血圧	<130	かつ	<85
正常高値血圧	130〜139	または	85〜89
Ⅰ度高血圧	140〜159	または	90〜99
Ⅱ度高血圧	160〜179	または	100〜109
Ⅲ度高血圧	≧180	または	≧110
収縮期高血圧	≧140	かつ	<90

表❷ NYHA（ニューヨーク心臓協会）心機能分類[2]

NYHA Ⅰ度	心疾患があるが症状はなく、通常の日常生活は制限されないもの。日常生活では疲労・動悸・呼吸困難・狭心痛が生じない
NYHA Ⅱ度	心疾患患者で日常生活が軽度から中等度に制限されるもの。安静時には無症状だが、日常活動（階段歩行など）で疲労・動悸・呼吸困難・狭心痛が生じる
NYHA Ⅲ度	心疾患患者で日常生活が高度に制限されるもの。安静時は無症状だが、平地の歩行や軽度の労作でも疲労・動悸・呼吸困難・狭心痛が生じる
NYHA Ⅳ度	心疾患患者でいかなる身体活動も制限される。安静時においても心不全・狭心症症状が生じ、わずかな労作でも症状が増悪する

度ならカートリッジおよそ2本弱、Ⅲ度なら1本弱ということになる。しかし、Ⅱ度（血圧160/100）以上の高血圧はコントロール良好とはいえず、麻酔や手術に伴うストレスで容易に血圧が上昇し、思わぬ出血や合併症を来すことがあるため、実際の臨床においては、病院歯科や口腔外科に紹介したほうが安全である。

なお、降圧薬でβブロッカー（とくにプロプラノロールなど）を長期間内服している患者では、アドレナリンにより急激な血圧上昇を引き起こす場合があるため、アドレナリンの使用を20μgにとどめ、モニタを装着して血圧、心拍数、動脈血酸素飽和度などのバイタルサインを確認する必要がある。フェリプレシン添加3％プロピトカイン製剤（歯科用シタネスト-オクタプレシンカートリッジ®）は、麻酔効果と止血効果にやや劣るが、通常の使用量での心筋刺激性は少ない。不整脈を起こしにくく、循環に与える影響も少ないため、アドレナリン使用が望ましくない患者に適している。

2．心疾患

心機能レベル（NYHA心機能分類：**表2**）、局所麻酔薬（アドレナリン）の使用量、内服薬や携帯薬の種類、抗血栓療法の有無、感染性心内膜炎予防の必要性などを確認する。

1）心機能の評価、局所麻酔薬の使用量、携帯薬

心機能のレベル分類には、心疾患患者の能力により重症度の分類を行ったNYHA心機能分類[2]や、カナダ心臓血管協会が作成した狭心症におけるCCSの分類があるが、外来歯科治療では「階段を普通に登れること」が重要なポイントとなる。階段を登った後に、胸が苦しくて休まなくてはならないようであればⅡ度以上と推測され、歯科治療時の合併症リスクが高まり、局所麻酔薬使用量にも制限が生じる。

局所麻酔薬の使用量は、NYHA Ⅱ度（中等度患者）でおよそカートリッジ2本弱（アドレナリン40μgまで）、Ⅲ度（重症患者）で1本弱（20μgまで）とされているが、Ⅲ度以上では病院歯科などに紹介したほうが安全である。歯科医院を受診

表❸　わが国の代表的な抗血栓薬（文献[3]より引用改変）

抗凝固薬	
経口	ワルファリンカリウム（ワーファリン®）
	直接トロンビン阻害剤……ダビガトランエテキシラートメタンスルホン酸塩酸製剤（プラザキサ®）
	選択的直接作用型Xa因子阻害剤……リバーロキサバン（イグザレルト®）、アピキサバン（エリキュース®）、エドキサバントシル酸塩水和物（リクシアナ®）
非経口	ヘパリン製剤
	未分画ヘパリン
	低分子量ヘパリン……ダルテパリン（フラグミン®、ヘパクロン®）、エノキサパリン（クレキサン®）
	抗トロンビン剤……アルガトロバン（アルガロン®、ノバスタン®、スロンノン®）
	ヘパリノイド……ダナパロイドナトリム（オルガラン®）
	合成Xa阻害剤……フォンダパリヌクスナトリウム（アリクストラ®）
抗血小板薬	
経口	アスピリン（バイアスピリン、バファリン81®）、塩酸チクロピジン（パナルジン®、チクピロン®）、硫酸クロピドグレル（プラビックス®）、ジピリダモール（ペルサンチン®、アンギナール®）、シロスタゾール（プレタール®）、イコサペント酸エチル（エパデール®）、塩酸サルポグレラート（アンプラーグ®）、トラピジル（ロコルナール®）、ベラプロストナトリウム（ドルナー®、プロサイリン®）、リマプロストアルファデクス（オパルモン®、プロレナール®）
血栓溶解液	
	t-PA剤（組織型プラスミノーゲンアクチベーター）、ウロキナーゼ

する可能性は低いと思われるが、一刻も早い入院治療が必要となる不安定狭心症（CCS分類でおおよそⅣ度に相当）の場合、観血処置や局所麻酔を行う治療は禁忌である。

　心筋梗塞の患者が来院した際には、かかりつけ内科への対診によって、発症時期、発症時の治療、現在の治療内容・心機能などの情報を得る必要がある。かつて、心筋梗塞後6ヵ月間は再梗塞の危険性が高いため、歯科治療は禁忌であるとされていた。しかし現在では、心筋梗塞発症から30日以上経過（陳旧性心筋梗塞の時期）していれば、注意深く全身管理を行うことで歯科治療は可能となる。発症後早期に適切な治療が行われ全身状態の良好な患者も増えており、冠動脈バイパス手術、バルーン・ステントを用いた冠動脈インターベンション後で冠血流が確実に再建維持されている際には、リスクは低いと考えられる。ただし、歯科治療の際に再梗塞を生じさせないためには、ストレスの軽減とバイタルの安定化を図る必要があり、治療時のモニタ装着も必須である。

　狭心症を有する場合は、発作時に備えてニトログリセリン舌下錠、あるいはスプレーや硝酸イソソルビド製剤を来院時に必ず持参してもらい、すぐに使用できる状態で処置を実施する必要がある。また、予防投与が必要かどうかについても確認しておく。

2）抗血栓療法

　抗血栓療法は、ワルファリン（ワーファリン®）による抗凝固療法と、アスピリン製剤などによる抗血小板療法に大別され、一般に抗凝固療法のほうが出血性合併症を引き起こす危険性が高い。心疾患や脳血管障害を有する患者では、手術前にワルファリンや抗血小板薬（表3）を服用していないかを確認する。

　2015年の「改訂版科学的根拠に基づく抗血栓療法患者の抜歯に関するガイドライン」[3]では、抗凝固療法に関して、「PT-INR値3.0以下であればワルファリン継続下に普通抜歯が可能であるが、埋伏歯や粘膜骨膜弁を形成し骨削除を伴う難抜歯は慎重に対応する」とされた。また、「NSAIDsは出血性合併症が増加するため原則的には行うべきではないが、行うに際しては慎重に行うことが

表❹　歯科口腔外科手技に際し、感染性心内膜炎予防のために抗菌薬投与すべき疾患[4]

Class I ……とくに重篤な感染性心内膜炎を引き起こす可能性が高い心疾患で、予防すべき患者
・生体弁、同種弁を含む人工弁置換患者 ・感染性心内膜炎の既往を有する患者 ・複雑性チアノーゼ先天性心疾患（単心室、完全大血管転位、ファロー四徴症） ・体循環系と肺循環系の短絡造設術を実施した患者
Class II a ……感染性心内膜炎を引き起こす可能性が高く予防したほうがよいと考えられる患者
・ほとんどの先天性心疾患 ・後天性弁膜症 ・閉塞性肥大型心筋症 ・弁逆流を伴う僧帽弁逸脱
Class II b ……感染性心内膜炎を引き起こす可能性が必ずしも高いことは証明されていないが、予防を行う妥当性を否定できない
・人工ペースメーカーあるいはICD植え込み患者 ・長期にわたる中心静脈カテーテル留置患者

必要である。アセトアミノフェンは比較的安全であるが、2～4g／日の使用でINR値が上昇することがある」と記載されている。

一方、抗血小板療法に関しては、休薬による血栓塞栓症のリスクのほうが大きく、「抗血小板薬を継続して抜歯を行っても、重篤な出血性合併症を発症する危険性は少ない」とされている。

いずれの場合も、縫合や止血床など適切な止血処置が必須であり、抗血栓療法が必要となった背景（疾患の程度や全身状態）を確認したうえで、医科主治医と密に連携を取って、個別に対応していく必要がある。

なお、2011年に販売となった、直接トロンビン阻害剤であるダビガトラン（プラザキサ®）は、原疾患が安定し、至適量が投与されている患者に対しては、投与継続のままで抜歯を行っても適切な局所止血を行えば、重篤な合併症を発症する危険性は少ないとされている。半減期が12～17時間であり、腎機能が良好であれば休薬する際でも1日でよいとされている（ワルファリンでは3～5日の休薬が必要）。しかし、症例の蓄積が少なく、クレアチニンクリアランス（CCr）によって休薬期間も異なるため、対診は必要である。

2012年に発売となった第Ⅹa因子阻害薬であるリバーロキサバン（イグザレルト®）、アピキサバン（エリキュース®）、エドキサバン（リクシアナ®）服用患者でも、ダビガトランと同様に、投与継続のままで抜歯を行っても重篤な合併症を発症する危険性は少ないとされている。

現時点では、これら新規薬剤内服患者における抜歯は、内服継続下で施行可能と考えられるが、内服6時間以降、可能であれば12時間以降に行うことが勧められる。現在、（一社）日本有病者歯科医療学会でリバーロキサバン服用患者の抜歯に関する調査が行われており、結果が待たれる。

3）感染性心内膜炎の予防

2008年のわが国における「感染性心内膜炎の予防と治療に関するガイドライン」[4]では、**表4**に示すすべての疾患に対して抗菌薬の術前投与を行うとされている。しかし、同時期に示された英国、米国、欧州のガイドラインでは予防投与のデメリットが指摘されており、予防投与の中止、または対象疾患の限定が推奨されている。

このように、現段階では見解が統一されておらず、主治医の方針や患者の状態によっても対応が異なるため、必ず個別に対診するべきである。なお、いずれのガイドラインにおいても良好な口腔環境を維持することを重要視しており、観血処置時に限らず日頃から口腔衛生状態を保つ努力が必要である。

表❺ ガイドラインで推奨される抗菌薬[4]

対象	抗菌薬	投与方法
経口投与可能	アモキシシリン	成人：2.0gを処置1時間前に経口投与
		小児：50mg/kgを処置1時間前に経口投与
経口投与不能	アンピシリン	成人：2.0gを処置前30分以内に筋注あるいは静注
		小児：50mg/kgを処置30分前に筋注あるいは静注
ペニシリンアレルギーを有する場合	クリンダマイシン	成人：600mgを処置1時間前に経口投与
		小児：20mg/kgを処置1時間前に経口投与
	セファレキシンあるいはセファドロキシル	成人：2.0gを処置1時間前に経口投与
		小児：50mg/kgを処置1時間前に経口投与
	アジスロマイシンあるいはクラリスロマイシン	成人：500mgを処置1時間前に経口投与
		小児：15mg/kgを処置30分前に
ペニシリンアレルギーを有して経口投与不能	クリンダマイシン	成人：600mgを処置30分以内に静注
		小児：20mg/kgを処置30分以内に静注
	セファゾリン	成人：1.0gを処置30分以内に筋注あるいは静注
		小児：25mg/kgを処置30分以内に筋注あるいは静注

　各種ガイドラインに共通する推奨抗菌薬は、アモキシシリン（サワシリン®、パセトシン®など）で、成人では2gを処置1時間前に経口投与する。ペニシリンアレルギーを有する場合は、クリンダマイシンリン酸エステル（ダラシン®）600mg（欧州では2gを推奨）を投与する（表5）。

　また、表6に抗菌薬の予防投与を必要とする歯科・口腔外科手技を示す。観血処置以外にも、根尖を越えるような根管治療の際には予防投与が必要である。

3．糖尿病

　歯科治療では、主として血管障害に起因する易感染性と、創傷治癒の遅延が問題となる。重症化した歯性感染症では糖尿病を合併していることが多く、時として生命の危機にかかわることもある。このため、術前の対診は必須であり、糖尿病の発症時期、治療内容（食事療法、経口血糖降下薬、インスリン導入の有無）を含めたコントロール状態（とくにグリコヘモグロビン：HbA_1c）と手術の可否は問い合わせておく必要がある。

　HbA_1cは、過去1～2ヵ月間の血糖値の状態を反映するものである。HbA_1cを指標とした明確な抜歯基準はないが、糖尿病患者に対する歯周

表❻ 感染性心内膜炎予防のために抗菌薬投与が必要となる歯科・口腔外科手技[4]

出血が伴ったり、根尖を越えるような大きな侵襲を伴う歯科手技
・抜歯 ・歯周手術 ・スケーリング ・インプラントの植え込み ・歯根管に対するピンの植え込み、など

治療ガイドライン[5]では、「相対的に侵襲性の低い歯周外科治療ではおおむねHbA_1cは7％未満が参考の値として考えられる。ただし、日本人においてはHbA_1cが6.5％未満であることが望ましい」とされている。

　実際の臨床では7％台でも観血処置を実施せざるを得ないことがあるが、処置の必要性や侵襲度、全身状態をかかりつけ医と検討し、総合的に判断することが重要である。観血処置を行う場合には、感染予防のために抗菌薬を投与する場合もある。糖尿病を有する患者は、高血圧症、虚血性心疾患、脳血管障害、腎症、末梢神経障害などを合併することも多く、それらの疾患への対応も必要となる。なお、HbA_1cには国際標準値（NGSP値）とわが国でこれまで使用されてきたJDS値があり、

NGSP値≒JDS値＋0.4である。2012年4月からは、わが国での表記もNGSP値に変更となっている。

また、患者に対しては、規則正しく薬を内服しているかを確認する必要がある。低血糖性昏睡を予防するために、朝食前や夕食前などの空腹時の治療は避け、術直前には食事を摂取した時間と糖尿病治療薬の使用について再度確認することが望ましい。

歯科臨床の使用量では高血糖を惹起することはないが、アドレナリンには血糖上昇作用がある。8万分の1アドレナリン添加リドカイン塩酸塩カートリッジ（歯科用キシロカインカートリッジ®）の添付文書には、高血圧、動脈硬化、心不全、甲状腺機能亢進、糖尿病のある患者および血管攣縮の既往のある患者には原則禁忌とされており、アドレナリン添加局所麻酔薬を使用する際には、注意深い全身管理のもとに、慎重な投与が必要となる。

4．肝疾患

出血傾向、抗菌薬の選択、ウイルス性肝炎の有無などについて確認する。血小板数5〜10万では、適切な局所止血を行えば観血処置可能であるが、難抜歯は避けたほうがよい。5万以下ではあきらかな出血傾向が生じ、3〜4万以下では輸血が必要な場合もあるため、口腔外科に紹介したほうが安全である。また、肝疾患における出血傾向は複合的な因子で生じることが多く、血小板数が正常でも凝固系、とくにフィブリノゲン（FNG）が低値（100〜150mg/dL未満）の場合は、相当な止血困難が予想されるため注意する。一般に抗菌薬はマクロライド系を避け、腎排泄型のペニシリン系、セフェム系を使用する。

通常、歯科診療所では、感染症に対するスクリーニング検査を行わずに観血処置を行っているのが現状である。日頃からスタンダード・プリコーションを徹底することは当然であるが、リーマーやスケーラーなど先端が鋭利な道具の使用頻度も多いため、治療の際には十分な注意が必要である。

5．喘息

歯科治療の際に最も注意すべき呼吸器疾患は、気管支喘息である。

喘息による死亡者は年々減少しているが、2011年現在でも年間約2,000人が死亡している。かかりつけ医からは、最終発作時期、発作頻度、現在の投薬内容（とくにステロイド投薬の有無）、アスピリン喘息の可能性とともに、発作時の対応や鎮痛薬の選択についても対診しておく。中等度から重症の気管支喘息患者は、病院歯科や口腔外科に紹介が望ましい。吸入薬や携帯用のネブライザーがあれば、来院時に持参するように伝え、チェアーサイドに用意しておく。

アドレナリンは喘息発作の治療薬であるため、局所麻酔薬に添加されているアドレナリンはとくに問題はない。しかし、局所麻酔薬に含まれている安定剤（ピロ亜硫酸ナトリウム）が喘息発作を誘発する可能性が指摘されている。アスピリン喘息では、安定剤が含まれていないメピバカイン塩酸塩（スキャンドネスト®）を使用するほうがよい。鎮痛薬はNSAIDsを避け、アスピリン喘息でなければ基本的にアセトアミノフェンを使用する。

アスピリン喘息は成人喘息の10％程度を占め、小児喘息では稀である。女性や難治性喘息に多く、約30％で鼻ポリープや副鼻腔炎、鼻炎を合併するため既往を確認しておく。アスピリン喘息では鎮痛薬の使用自体が困難で、低用量のアセトアミノフェンや塩基性鎮痛薬のソランタール®が比較的安全に投与可能とされているが、両薬剤とも添付文書上は禁忌である（アセトアミノフェンは、1日1,000mg以上の投与で喘息発作の発現頻度が高くなるとされている）。

禁忌でない鎮痛薬としては、シメトリドと無水カフェインの合剤（キョーリンAP2®）や、塩基性鎮痛薬のエモルファゾン（ペントイル®など：歯科適応なし）があるが、鎮痛効果に劣る。レジ

ンモノマーやFCなどの根管貼薬剤の刺激臭で発作が生じることもあり、発作も重篤であることが多いため、アスピリン喘息があきらかな場合は、病院歯科や口腔外科に紹介したほうがよい。

6．腎機能障害

抗菌薬・鎮痛薬の選択、血液透析の有無について確認する。抗菌薬は、肝排泄型であるマクロライド系やクリンダマイシンが適している。ペニシリン系・セフェム系は、減量が必要なため対診で確認しておく。鎮痛薬は基本的にアセトアミノフェンを使用し、NSAIDsは、腎血流量低下などから腎障害を増悪させるため使用を避ける。

慢性腎不全に対する血液透析患者の観血処置では、抗凝固剤（ヘパリン）使用による出血に注意する。透析後、ヘパリンの効果が消失するまでに4～6時間程度を要するので、透析の直前直後の抜歯を避ける。

一般的には血液透析翌日に観血処置を行い、その翌日か2日目に透析を行うのが望ましい。その際、十分な局所止血（縫合、止血床など）が必要である。

7．妊婦への対応

安定期（16～27週）に歯科治療を行うのが基本である。NSAIDsは胎児毒性や分娩遅延、流産の危険性があり、添付文書ではジクロフェナクナトリウム（ボルタレン®）が禁忌、ロキソプロフェンナトリウム（ロキソニン®）が妊娠末期で禁忌である。治療上の有益性が危険性を上回る場合のみアセトアミノフェン（カロナール®など）の投与が可能とされている。

抗菌薬はペニシリン系、セフェム系、マクロライド系の服用が可能（いずれの薬剤も治療上の有益性が危険性を上回る場合のみ）である。局所麻酔薬はとくに問題とならないが、催奇形性の点で妊娠初期（4～7週）まではどのような種類の薬剤も控えたほうがよいため、女性患者の治療を行う際は、日頃から妊娠の可能性、月経の遅れについては問診しておく。

8．ビスフォスフォネート製剤などの顎骨壊死を引き起こす可能性のある薬剤（骨粗鬆症、悪性腫瘍など）

ビスフォスフォネート関連顎骨壊死（Bisphosphonate-related osteonecrosis of the jaw：以下BRONJ）の多くは、抜歯などの侵襲的歯科治療を契機として発症するため、治療前には、対診および文書によるインフォームド・コンセントが必須となる。

ビスフォスフォネート関連顎骨壊死検討員会において作成された「ビスフォスフォネート製剤関連顎骨壊死に対するポジションペーパー改定追補2012年版」[6]における現時点での休薬と侵襲的歯科治療の考え方を図1および表7に示す。

なお、注射用BP製剤投与中のがん患者に対して、侵襲的歯科治療を行うことの是非について、あきらかな見解は得られていない。一方、BP製剤の休薬が、BRONJ発生を予防するというあきらかな臨床的エビデンスも得られていない。したがって、悪性腫瘍患者ではBRONJ発生リスクとBP製剤の治療効果を勘案し、また骨転移のコントロール状況も加味しながら、原則的にBP製剤投与を継続して、侵襲的歯科治療はできるかぎり避けることとされている。

1）侵襲的治療後の投与開始・再開の目安

侵襲的治療後のBP製剤の投与開始、あるいは経口BP製剤の投与再開までの期間は、術創が再生粘膜上皮で完全に覆われる2～3週後、または十分な骨性治癒が期待できる2～3ヵ月後が目安となる。治療の侵襲度も重要で、すでに上皮がdown growthしている動揺歯を抜去する場合は上皮化までの期間が短いが、骨を削除しなければならない場合はその期間が長いため、状況によって原疾患治療を優先することが必要である。また、縫合による完全閉創を心掛けることも重要である。

わが国のガイドラインでは、図1に示す対応が

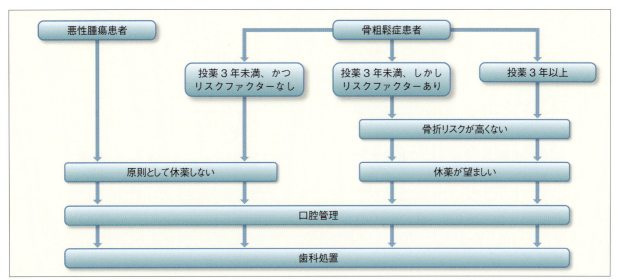

図❶ BP製剤投与中の患者の休薬について[6]

表❼ BP製剤投与中の患者の、現時点での休薬と侵襲的歯科治療の考え方

1．注射（静注）用 BP 製剤投与
原則として休薬せず、侵襲的歯科治療は可能な限り避ける
2．経口 BP 製剤投与期間が 3 年未満で他にリスクファクター（表8）がない場合
原則として休薬せずに侵襲的歯科治療が可能である
3．経口 BP 製剤投与期間が 3 年以上、あるいは 3 年未満でもリスクファクターを有する場合
処方医師と歯科医師の間で、主疾患の状態と侵襲的歯科治療の必要性を踏まえた対応を十分に検討する。主疾患の状態が良好（骨折のリスクが高くないなど）であれば、侵襲的歯科治療前の 3 ヵ月間休薬する

表❽ BRONJ のリスクファクター[6]

1．BP 製剤によるファクター	
窒素含有 BP ＞窒素非含有 BP	
窒素含有 BP	ゾレドロン酸（ゾメタ®）、アレンドロネート（テイロック®、フォサマック®、ボナロン®）、リセドロネート（アクトネル®、ベネット®）、パミドロネート（アレディア®）、インカドロネート（ビスフォナール®）、ミノドロン酸（ボノテオ®、リカルボン®）
窒素非含有 BP	エチドロネート（ダイドロネル®）
悪性腫瘍用製剤＞骨粗鬆症製剤	
悪性腫瘍用製剤	アレディア®、ビスフォナール®、テイロック®、ゾメタ®
骨粗鬆症用製剤	ダイドロネル®、フォサマック®、ボナロン®、アクトネル®、ベネット®、ボノテオ®、リカルボン®
2．局所的ファクター	
• 骨への侵襲的歯科治療（抜歯、歯科インプラント埋入、根尖外科手術、歯周外科など） • 口腔衛生状態の不良 • 歯周病や歯周腫瘍などの炎症疾患の既往 • 好発部位：下顎＞上顎、下顎隆起、口蓋隆起、顎舌骨筋線の隆起	
3．全身的ファクター	
がん、腎透析、ヘモグロビン低値、糖尿病、肥満、骨バジェット病	
4．先天的ファクター	
MMP-2 遺伝子、チトクローム P450-2C 遺伝子などの SNP	
5．その他のファクター	
薬物（ステロイド、シクロフォスファミド、エリスロポエチン、サリドマイド、血管新生阻害剤）、喫煙、飲酒	

```
診断：♯1  右側下顎7番根尖性歯周炎
     ♯2  2型糖尿病

  突然のお手紙失礼いたします。
  上記診断にて、当院で右側下顎大臼歯1本の抜歯を予定している患者様ですが、糖尿病にて貴院受診中と伺いました。抜歯は1/80,000エピネフリン添加の2％リドカイン1.8 mL程度の局所麻酔下に行い、手術時間30分程度を予定しております。侵襲はやや大きく一部顎骨の削除を必要とし、術前日から5日程度のペニシリン系抗菌薬投与を考えております。
  ご多忙のところ誠に申し訳ありませんが、現在の糖尿病コントロールの状況、HbA1c値、糖尿病の症状に応じての処置の可否や注意点、抗菌薬・鎮痛薬の使用方法などにつきご教授いただければ幸いです。
  ご多忙とは存じますが、ご高診よろしくお願いいたします。
```

図❷ 診療情報提供書の例（糖尿病患者の抜歯）

推奨されているが、2014年のアメリカ口腔顎顔面外科学会（AAOMS）ポジションペーパーでは、4年以上の内服期間、あるいは4年未満でも、長期間のコルチコステロイドや血管新生阻害薬の併用があった場合には、処方医と相談のうえ可能であれば術前2ヵ月間、術後3ヵ月は経口BP製剤を休薬するとされた。

このように、AAOMSのガイドラインでは術前の経口BP製剤の休薬期間が短縮されている状況である。

2）MRONJ（Medication-related osteonecrosis of the jaw）

抗RANKL抗体のデノスマブ（ランマーク®）は、多発性骨髄腫や固形癌骨転移に対する骨吸収阻害薬で、わが国でも2012年から販売となった。BP製剤と異なる機序で作用するが、同様に顎骨壊死が出現することがあり、近年では血管新生阻害薬のベバシズマブ（アバスチン®）、スニチニブ（スーテント®）、ソラフェニブ（ネクサバール®）、シロリムス（ラパリムス®）などに関連する顎骨壊死の報告が散見されるようになった。

このため、2014年のAAOMSポジションペーパーでは、BRONJ（Bisphosphonate-related osteonecrosis of the jaw）の呼称が、MRONJ（Medication-related osteonecrosis of the jaw）と変更された[7]。下記3項目のすべてに該当する場合に、MRONJと診断される。

①現在または過去に骨吸収抑制薬か血管新生阻害薬による治療歴がある
②顎顔面領域に骨露出を認める。または、口腔内外の瘻孔から骨が触知され、その状態が8週間以上持続している
③顎骨への放射線照射歴がなく、あきらかな顎骨への転移がない。

このように、今後、がん患者の歯科治療の際は、BP製剤と同様にこれらの薬剤の使用を確認する必要がある。

医科主治医への対診における一般的な注意点

1. 基礎疾患を有する場合、基本的に全例かかりつけ医へ対診を行うことが望ましい

安全に治療を進めるために観血処置を行う際は、できる限り対診する。対診のための主治医受診が患者の負担となるようであれば、主治医に電話で承諾を得たうえで郵送することも考慮する必要がある。

インフォームド・コンセントの根拠、増加する医療訴訟への対応という観点でも、文書による対診は重要である。

図2に診療情報提供書の一例を示す。

2. 予定している処置・手術の内容に関して、医科主治医に情報提供する

局所麻酔薬の種類と使用量、手術侵襲の程度、手術時間などについて記載する。同じ抜歯でも、侵襲度の違い（埋伏歯と辺縁性歯周炎による動揺歯など）によって医科の対応が異なることもあるため、ある程度の処置内容の情報提供は必要である。

3. 抗菌薬、鎮痛薬投与についての可否・注意点を問い合わせる

投与を予定している抗菌薬、鎮痛薬を記載し、投与の可否、減量方法など確認する。ただ、注意点を聞くよりも、薬剤の名称や投与予定量など、こちらが聞きたいポイントをできるだけ具体的に記したほうが、より的確な返事が期待できる。

4. 全身疾患の現状と処置・手術の可否・注意点を問い合わせる

処置・手術を行うか否かについては、基本的に歯科医師が最終判断するべきだが、全身状態によっては手術禁忌となる場合もあるため、可否についての対診を行うことが多い。

【参考文献】

1) 日本高血圧学会 高血圧治療ガイドライン作成委員会（編）：高血圧治療ガイドライン2014．ライフサイエンス出版，東京，2014．
2) The Criteria Committee of the New York Heart Association: Nomenclature and Criteria for Diagnosis of Diseases of the Heart and Great Vessels. 9th ed. 253-256, Little, Brown & Co, Boston, 1994.
3) 日本有病者歯科医療学会，日本口腔外科学会，日本老年歯科学会（編）：科学的根拠に基づく抗血栓療法患者の抜歯に関するガイドライン（2015年改訂版）．学術社，東京，2015．
4) 日本循環器学会，日本胸部外科学会，日本小児循環器学会，日本心臓病学会合同研究班：感染性心内膜炎の予防と治療に関するガイドライン（2008年改訂版）．2008．
5) 日本歯科医学会（監）：糖尿病患者に対する歯周治療ガイドライン．日本歯周病学会，2008．
6) ビスフォスフォネート関連顎骨壊死検討委員会：ビスフォスフォネート関連顎骨壊死に対するポジションペーパー．改訂追補2012年版．2012．
7) Ruggiero S, Dodson TB, et al.: American Association of Oral and Maxillofacial Surgeons Position Paper on Medication-Related Osteonecrosis of the Jaw—2014 Update. J Oral and Maxillofacial Surg, 72: 1938-1956, 2014.

04 麻酔の基礎

雨宮 啓 Kei AMEMIYA
神奈川県・藤沢歯科ペリオ・インプラントセンター

適切な診査・診断から外科処置への流れ

　歯周病治療における再生療法は、注目されるトピックスである。従来であれば消極的な治療法を選択せざるを得ない症例でも、天然歯の保存や咀嚼機能の回復、また、QOLの向上を考えたとき、積極的な外科処置の選択が可能な時代である。しかし、手術による不安や緊張、痛み、局所麻酔薬に含まれる血管収縮薬などは、生体にとってストレッサーとなり、時に重大な事故を引き起こす。2002年6月、局所麻酔薬投与後に起きたアナフィラキシーショックによる死亡事故など、時として予想もし得ない生体反応を示すことがあり、外科処置時の安全性確保は必要不可欠である。

　外科処置時のリスクファクターについて考えてみると、「不安」や「緊張」といった精神的ストレス、注射による痛みや外科処置による身体的ストレス、さらには局所麻酔薬や内服薬といった薬物ストレスという3つが、生体にとってストレッサーとなる。しかし、このストレッサーが生体予備力の範囲を逸脱すると、精神的ストレスによる脳貧血様発作や、身体的ストレスによる狭心症発作、薬物アレルギーによるアナフィラキシーショックなど、さまざまな合併症を発症させる可能性が高くなる。

　筆者は、このような合併症を未然に防ぐために3つのポイントを大切にしている。①術前の適切な診査・診断とリスクファクターの把握、②適切な局所麻酔薬の選択、③静脈内鎮静法の活用である。以上の3つのポイントに沿って、外科処置時における歯科麻酔学的配慮について考察したい。

　適切な診査・診断から外科処置への流れとしては、3つのリスクファクターを把握し、リスクのコントロールが可能かどうかをモニターやバイタルサインを用いて総合的に判断する。外科処置を行うか、延期すべきかの判断を求められる疾患の一つに高血圧症がある。

　わが国における2006年の調査では、60歳代の61％、70歳代の72％が高血圧症であり、WHOの判断基準では血圧が収縮期140mmHg、拡張期90mmHg以上の両方またはそのいずれかを満たすものとし、その病態はさまざまである。血圧コントロール状態が悪い場合には、外科処置を延期して内科的治療を優先することはもちろんだが、収縮期血圧180mmHg、拡張期110mmHgのいずれかを超えた場合は、外科処置を延期するべきである。

　また、降圧薬治療開始後の外科処置開始時期については、主治医と対診する必要はあるが、ACE阻害薬投与から2週間で脳血流の自動調節能改善が認められることから、投与から2週間以降を目安とすればよい。もちろん他にもさまざまな疾患に対する対応は必要であり、外科処置を行うと判断した際には、痛みによる身体的ストレスを軽減するために、確実に局所麻酔薬を奏効させることと、痛みを与えないような的確な外科処置が重要となる。さらに、精神的・身体的ストレスの軽減には、静脈内鎮静法がとても有効な全身管

表❶　歯科用局所麻酔薬の種類

製品名	麻酔薬	血管収縮薬	配合量	防腐剤	酸化防止剤
歯科用キシロカインカートリッジ	2％リドカイン塩酸塩	アドレナリン	1/8万	-	ピロ亜硫酸ナトリウム
オーラ注歯科用カートリッジ1.0mL		アドレナリン酒石酸水素塩	1/7.3万（アドレナリンとして）*	-	ピロ亜硫酸ナトリウム
オーラ注歯科用カートリッジ1.8mL					
キシレステシンA注射液（カートリッジ）		アドレナリン	1/8万	-	乾燥亜硫酸ナトリウム
歯科用シタネスト-オクタプレシンカートリッジ	3％プロピトカイン塩酸塩	フェリプレシン	0.03単位	パラオキシ安息香酸メチルクロロブタノール	-
スキャンドネストカートリッジ3％	3％メピバカイン塩酸塩	-	-	-	-

＊アドレナリン酒石酸水素塩の分子量は333.3、アドレナリンは183.2である。したがって、アドレナリン酒石酸水素塩0.025mg/mLはアドレナリンとして1/7.3万に相当する

理方法であることから、有効に活用することをお勧めしたい。

適切な局所麻酔薬の選択

1．局所麻酔薬の種類

歯科で使用される局所麻酔薬カートリッジには、表1に示すようにリドカイン製剤、プロピトカイン製剤、そしてメピバカイン製剤の大きく3種類に分類される。リドカイン製剤であれば血管収縮薬にアドレナリンが添加されており、高血圧症、糖尿病、甲状腺機能亢進症などの患者には原則禁忌となる。プロピトカイン製剤には血管収縮薬としてフェリプレシンが添加され、オールマイティーに使える薬剤であるが、リドカイン製剤と同様の投与量では麻酔効果が得られにくいというのが臨床実感である。メピバカイン製剤には血管収縮薬が添加されておらず、アレルギーの危険性は少ないものの、止血効果は弱く観血処置の適用がないため、外科処置時の局所麻酔薬としては不向きである。

2．アドレナリンか？　フェリプレシンか？

従来、フェリプレシン添加プロピトカイン製剤は循環器系への影響が少ないことから、虚血性心疾患患者に対して安全に使用できるという見解であった。しかし、イヌを用いた研究によると、臨床使用量を想定した体重換算でカートリッジ3〜4本分に相当するフェリプレシンを投与すると、冠動脈収縮による心筋組織血流量の減少と心筋組織酸素分圧を低下させると報告された[1]。

ウサギの研究でも、アドレナリン添加リドカイン製剤とフェリプレシン添加プロピトカイン製剤を注射したところ、アドレナリン添加リドカイン製剤の投与後には心筋酸素需給バランスが維持されていたのに対して、フェリプレシン添加プロピトカイン製剤の投与後には心筋酸素需給バランスが悪化し、心筋組織酸素分圧はカートリッジ4本分で約10％、8本分で約25％低下することが報告された[2]。フェリプレシン添加プロピトカイン製剤は、虚血性心疾患患者に対して安全に使用できるという見解ではなく、循環への影響を知って使用するべきであるという結論が導き出された。

基本的には、アドレナリン添加リドカイン製剤を選択し、かつ、適切な量を用いることで安全に手術に臨むことが可能である。一方、心拍数に関しては、アドレナリンでは上昇、フェリプレシンでは減少させることを考えると、肥大型心筋症のような心拍数を上昇させると具合が悪い疾患に関しては、フェリプレシンの選択が好ましい。

3．循環器系疾患患者のリスク分類と局所麻酔薬の使用量

局所麻酔薬の使用量に関しては、それぞれの局所麻酔薬に基準最高使用量がある。リドカインは500mgで、カートリッジの本数にして13本分程度であるが、アドレナリンの最大使用量も考慮しな

表❷ 血圧に基づいた脳心血管リスク（JSH2009より）（文献[5]より引用改変）

リスク層 （血圧以外のリスク要因）	血圧分類 正常高値 130～139/85～89 mmHg	Ⅰ度高血圧 140～159/90～99 mmHg	Ⅱ度高血圧 160～179/100～109 mmHg	Ⅲ度高血圧 ≧180/≧110 mmHg
リスク第1層 （危険因子がない）	付加リスクなし	低リスク	中等リスク	高リスク
リスク第2層 （糖尿病以外の1～2個の危険因子、メタボリックシンドロームがない）	中等リスク	中等リスク	高リスク	高リスク
リスク第3層 （糖尿病、CKD、臓器障害／心血管病、3個以上の危険因子のいずれかがある）	高リスク	高リスク	高リスク	高リスク

ければならない。いくつかの成書によりばらつきはあるものの、アドレナリンの使用量は200～300μg程度であれば、全身的に異常は生じないと記載されていることから、カートリッジの本数にして9本弱であれば安全に使用できるということになる。しかし、この最大使用量は、あくまでも健康な成人を対象とした記述であり、生体予備力の低下した循環器系疾患患者や高齢者であれば、その投与量は必然と制限が必要である。

血管収縮薬は麻酔の作用時間を延長し、その効果を高める一方で、血圧や脈拍といった自律神経系へ影響を及ぼすため、循環器系疾患の患者であれば、術前の評価の段階で、NYHAの分類、あるいはWHOの病期分類に従って診査・診断し、また実際に血圧を測定することにより、どのステージに分類されるかを判定する必要がある。

さらに、単に血圧が高いか、低いかの判定だけではなく、表2のような"予後にかかわる危険因子"を考慮して、総合的にリスク分類を行い、血管収縮薬の使用量を決定していくことになる。軽度から中等度リスクと判断すれば、エピネフリンの量は40μg、つまりカートリッジで2本程度の使用に留める必要があり、さらに重度であれば、エピネフリンの量で20μg（カートリッジ1本程度）以内に使用を制限しなければならない[3]。もし、歯周外科処置に際して、局所麻酔薬の使用量が多くなる場合には伝達麻酔を併用する。あるいは、循環のコントロールをより徹底的に行うとともに、血管収縮薬の濃度を1/2に希釈して使用すれば、使用本数を増加させることが可能である。

静脈内鎮静法を最大限に活用する

適切な診査・診断を行い、確実な局所麻酔を行うにしても、安全に外科処置を遂行するためには、患者の「不安」や「緊張」といった精神的ストレスをコントロールすることが大切なポイントとなる。この患者が抱く「不安」や「緊張」を有効に軽減できる全身管理法が、「静脈内鎮静法」である。静脈内鎮静法を活用することで、さまざまな合併症を未然に防ぐことが可能となり、患者にとっても、われわれ術者にとっても、安全で快適な外科処置が行えると考える。

歯科治療時の全身的偶発症の種類には、血管迷走神経反射（73％）、過換気症候群（7％）、薬物アレルギー（7％）、異常血圧上昇（2％）、局所麻酔薬中毒（4％）などが挙げられる（図1）。最も頻度が高い血管迷走神経反射が全体の3/4を占め、その原因は不安や緊張、痛みに伴う精神・身体的ストレスである[4]。

血管迷走神経反射が起こると、生体は血管拡張と徐脈が引き起こされ、低血圧が生じ、いわゆる脳貧血様発作を来すこととなる。時として、失神やショック、心停止などの危険な状態に進展する場合があることから、血管迷走神経反射の経路に移行させないストレスマネジメントが大切である。ストレスマネジメントにおいて、静脈内鎮静法は

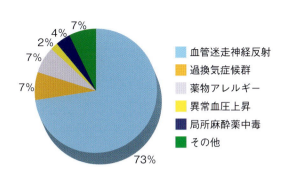

図❶　歯科治療時の全身的偶発症

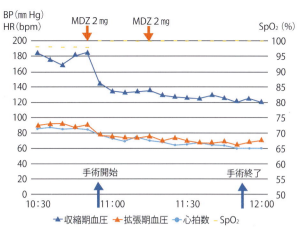

図❷　麻酔管理記録。静脈内鎮静法により安全に手術が行えた

非常に有効な全身管理方法であることから、症例を通して「静脈内鎮静法」の活用方法について考察したい。

症例

患者は初診時42歳の女性。全顎にわたる歯周病治療を主訴に来院。既往歴はなし。

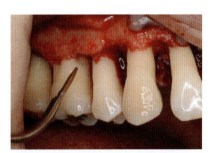

図❸　歯周外科手術時の口腔内写真

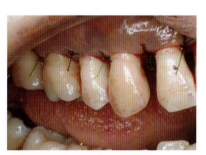

図❹　手術後の口腔内写真

術前モニター検査において血圧（126/64）、心拍数（62回/分）と、とくに問題がなかった。しかし、歯周外科手術当日は、手術に対する不安が強く、血圧は182/90であった。このまま手術を行えば、血管迷走神経反射を引き起こす可能性もあることから、ただちに静脈路を確保し、静脈内鎮静法を行った。手術に対する不安が取り除かれ、血圧は138/80程度にまで降圧し、循環の安定が得られたので、通常どおりに局所麻酔薬を使用した手術が可能となった（図2～4）。

本症例は、不安による精神的ストレスが交感神経を緊張させ、血圧を上昇させていたことから、静脈内鎮静法が不安や緊張の軽減に有用であったと考察される。

外科処置に際しての安全性の確保には、①リスクファクター（ストレスや薬剤の影響）を把握すること、②適切な局所麻酔薬を選択し、痛みを最大限与えないように配慮する、③静脈内鎮静法を上手に活用するといった流れが大切である。このような歯科麻酔学的配慮は、患者にとっては手術時の痛みや不快事項の軽減となり、われわれ術者にとっては、手術しやすい環境の提供をもたらしてくれることになり、結果的に、歯科治療の質の向上に繋がると思われる。

【参考文献】

1) Miyachi K, Ichinohe T, Kaneko Y: Effects of local injection of prilocaine-felypressin on the myocardial oxygen balance in dogs. Eur J Oral Sci, 111: 339-345, 2003.
2) Inagawa M, Ichinohe T, Kaneko Y: Felypressin, but not epinephrine, reduces myocardial oxygen tension after an injection of dental local anesthetic solution at routine doses. J Oral Maxillofac Surg, 68: 1013-1017, 2010.
3) 金子 譲：歯科治療時における循環器系疾患患者の管理．歯医学誌．9：3-18，1989．
4) 染谷源治：歯科麻酔に関連した偶発症について─郡市区歯科医師会に対するアンケート調査報告（平成3年1月～平成7年12月）．日歯麻誌，27：365-373，1999．
5) 吉田和一：最新歯科・救急救命処置ビジュアルガイド．砂書房，東京，2012：59．

歯科小手術　基礎編

05 衛生管理の基礎

土田晃太郎[1] Kotaro TSUCHIDA　　**末増明日美**[1] Asumi SUEMASU

1) 宮崎県・土田歯科医院

　近年話題を呼んでいる歯科医療現場の衛生管理について、みなさんはどうお考えだろうか。

　2014年5月18日付の読売新聞朝刊が取り上げた「ハンドピースの使い回し報道」を筆頭に、歯科医療における衛生管理の問題はさまざまなメディアで取り上げられるようになった。インターネットなどの普及により、患者はさまざまな情報に接しているため、治療方針のみならず、院内の衛生管理についても敏感になっている。

　一方で、自院で取り組んでいる衛生管理をアピールポイントにしている歯科医院も散見される。たとえば電解水。機械で水道水を電解し、さまざまな「消毒水」を作ることができるというものだ。含嗽剤として使用できるものもあり、インターネットで購入することもできる。歯科医院のホームページを拝見すると、「電解水で滅菌しているので安全です」という記載も少なくない（電解水に「殺菌」「除菌」の効果は期待できるかもしれないが、院内感染対策として使用するのに適しているのかは定かではないと考える）。

　歯科医療現場の衛生管理については、今後さらに関心が高まることが予想される。医療従事者の安全確保も含めて、事故が起こる前に、きちんとした知識を得たうえで対策を講じておくことが大切である。

スタンダードプリコーション

　スタンダードプリコーションとは、すべての患者に対して、汗以外の血液、体液、粘膜、損傷した皮膚を感染の可能性のあるものとして取り扱うことである。

　以前は感染症のある患者に対して特別な扱いをしていた（バリアフィルムを張る、器具や道具は専用の物を使うなど）。しかし、問診票にて感染症を申告する患者は全体の半分以下であるというデータもある（院内感染防止促進協議会　院内感染対策資料：HCV あるいは患者における HBV の歯科治療時における自己申告調査．2008より）。申告したくない、自覚症状がない人も多くいるということである。つまり、感染症があるから特別な措置を講じるのではなく、どんな人からも感染する可能性があることを常に意識しなければならない。

　スタンダードプリコーションの実施は、院内感染防止のみならず、医療従事者の安全を確保することにも繋がる。感染管理にあたり、ベースとなる考え方がスポルディングの分類（**表1**）である。

洗浄

　洗浄には、用手洗浄・超音波洗浄・機械洗浄の3種類がある。どれもメリット・デメリットがあるため、当院ではスポルディングの分類に則り、使い分けている。コストや人員の配置などを考え、医院に適した方法で行えばよいと思う。それぞれの方法のメリット・デメリットは、**表2**のとおりである。

　ではなぜ、消毒や滅菌を行う前に洗浄が必要なのか。器具や器材に付着したタンパク質は、その

表❶ スポルディングの分類

カテゴリー	定義	処理	器材例
クリティカル（図1）	無菌の組織や血管に挿入するもの	滅菌	手術器具、スケーラー、バーなど
セミクリティカル（図2）	損傷のない粘膜または傷のある皮膚と接触するもの	高水準消毒 中水準消毒	印象用トレー、咬合紙ホルダーなど
ノンクリティカル	傷のない正常な皮膚に接触するもの	低水準消毒	チェアー、床など

表❷ 各種洗浄方法のメリット・デメリット

洗浄方法	メリット	デメリット
用手洗浄	・特別な機械を必要としない ・器具の損傷に気づきやすい	・針刺しなどのリスクがある ・作業者によって、洗浄の質にバラつきが出る ・乾燥工程を手作業で行う必要がある
超音波洗浄	・機械が比較的安価である ・用手洗浄では取り除くことのできない細部の汚れまで落とすことができる	・音では判断できないので、超音波の発生を定期的にチェックする必要がある ・すすぎ、乾燥工程を手作業で行う必要がある
機械洗浄	・針刺しなどのリスクが、用手洗浄と比較して圧倒的に少ない ・洗浄の質が一定である ・洗浄から乾燥まで、作業者を必要としない	・機械自体が高価である ・十分な設置スペース（排水など）が必要

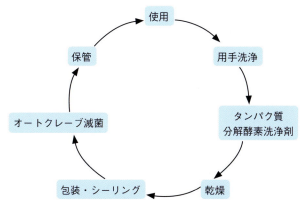

図❶ クリティカル（無菌の組織や血管に挿入するもの）
※ウォッシャーディスインフェクターがある場合は、洗浄〜乾燥まで行える

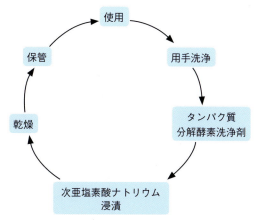

図❷ セミクリティカル（損傷のない粘膜または傷のある皮膚と接触するもの）

まま消毒液に浸けると変性タンパク質となり、器具や器材の表面に固着する。この状態で高温の滅菌器にかけると、固着した変性タンパク質がバリヤーとなり、十分な滅菌効果を得ることができなくなる。また、汚れは乾燥させないことが大切である。すぐに処理できない場合は、器具に付着した血液などの乾燥を防ぐ予備洗浄スプレーを使うことで解決できる（図3）。よって、消毒剤や滅菌器の効果をどれだけ生かせるかは、洗浄の質で左右される。

用手洗浄に適しているのは中性洗剤である。当院では一次洗浄で、エルクコーポレーションのDr.2000シリーズ NT-2（キヤノンライフケアソリューションズ）を採用している（図4）。スポンジやブラシで物理的に汚れを除去し、十分に流水ですすぐ。その後、二次洗浄で同社のNT-1（タンパク質分解酵素洗浄剤）に浸漬させる（図5）。酵素とは、タンパク質、炭水化物および脂肪などの汚れを触媒作用により分解し、水に溶かすタンパク質である。酵素自体がタンパク質であること

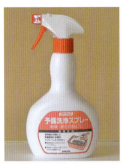
図❸ パワークイック予備洗浄スプレー（サラヤ）

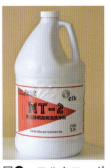
図❹ エルクコーポレーション Dr.2000 シリーズ NT-2（キヤノンライフケアソリューションズ）

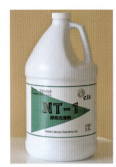
図❺ エルクコーポレーション Dr.2000 シリーズ NT-1（キヤノンライフケアソリューションズ）

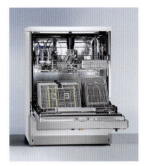
図❻ ウォッシャーディスインフェクター（製品名：ミーレ ジェットウォッシャー；白水貿易）

から、40℃で作用が最大となる。

　タンパク質分解酵素洗浄剤は超音波にも適している。超音波洗浄を行う際、プラスチック製容器や網かごを使用すると、対象器材に発生した超音波が容器に吸収され届きにくくなる。ガラス容器かステンレス製の容器を使用し、温度は浸漬と同じく約40℃が好ましい。また、キャビテーションが届くのは超音波洗浄機の底面からなので、器材を入れすぎると十分に振動が伝わらないので注意が必要である。

　ウォッシャーディスインフェクター（以下WD）を使用する場合は、基本的にはメーカー指定の洗浄剤があるのでそれを使用する。別の洗浄剤の使用を考える際は、機械に影響がないかをメーカーに問い合わせてから使用することをお勧めする（図6）。

消毒

　よく耳にする除菌や殺菌では、微生物の数を減らす、またはある程度殺滅することしかできない。消毒とは、対象となる器材を処理し、処理後の生存微生物数を器材を使用するのに適切な水準まで減少させることである。医院で使っている消毒剤のなかに、除菌や殺菌の表示があるものはないだろうか。感染対策においてそれらはほとんど意義をもたないため、見直してみると必要ないものや工程を省くことができるかもしれない。

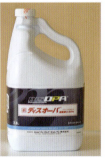
図❼ ディスオーパ（ジョンソン・エンド・ジョンソン）

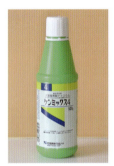
図❽ ケンミックス4（健栄）

　当院では高水準消毒はWD、WDが使用できない場合はフタラールを使用（商品名：ディスオーパ；ジョンソン・エンド・ジョンソン／図7）、中水準消毒は次亜塩素酸ナトリウム（商品名：ケンミックス4；健栄／図8）で対応している。

　高水準消毒剤フタラールは、過酢酸やグルタラールと比べると芽胞に対する殺菌力は劣るものの刺激臭は少ない。浸漬容器には蓋付きのものを使用し、浸漬後は器具に残留しやすいため、しっかりと洗い流すことが大切である。ディスオーパは、0.55％液への96時間浸漬で滅菌効果が得られる。

　次亜塩素酸（中水準消毒剤）は、高濃度ではアルカリ性のため刺激性が強い。希釈して、0.5％（メーカー推奨）で使用すれば、分解しやすく残留毒性も少ない。フタラールと同様、蓋付きの容器を使用する。

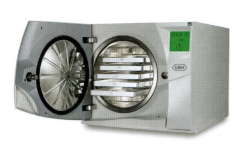
図❾ Class B オートクレーブ Lisa（白水貿易）

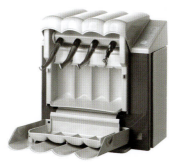
図❿ クアトロケアプラス 2124A（カボデンタルシステムズジャパン）

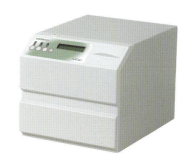
図⓫ ステイティム 900J（カボデンタルシステムズジャパン）

滅菌

　滅菌とは、物質からすべての微生物を殺滅することである。主流となっている高圧蒸気滅菌器は、飽和水蒸気のもつ熱エネルギーを用いて、微生物のタンパク質を変形させることによって微生物を殺滅する方法である。重力置換式（Class N）の滅菌器は、チャンバー内に空気が残ったまま蒸気を入れるので、蒸気浸透性が悪く滅菌性能が限定される。一方、プレバキューム式（Class B）の滅菌器は、チャンバー内を真空状態にしてから蒸気を入れることを繰り返すので、複雑な形状のものや内腔のものでも滅菌が可能である（図9）。

　ハンドピースは、自動洗浄注油器で処理後（図10）、高速滅菌器で滅菌する（図11）。高速滅菌器は、現在ハンドピースの滅菌によく用いられているが、ハンドピースなど内腔があるものは中まで滅菌できない可能性がある。本来は手術時など緊急用として使用するのが目的である。

●

　歯科医院の感染管理について、国民の理解を得るのは難しい。普段は見えない部分であり、歯科治療を受けることに関しては直接的に支障を来さないからだ。また、保険制度が大きく関係している。現在歯科においては、感染管理についての点数が少ない。そのため、すべてにおいて理想とする処理を行うには初診料や再診料では到底まかなえず、医院のコスト負担は大きい。医科とは大きな違いである。

　現在医科業界と連携し、医科と歯科の衛生管理レベルの差をなくそうと活動しているが、やはり保険制度の壁は非常に大きいと感じている。また、地方都市では情報を得る機会が少ない。医院同士での情報交換の場もほとんどなく、古くからの方法のままであったり、独自の方法で行っている医院も少なくないだろう。情報が更新されていないがために、不確実なものに投資しているかもしれない。医院の倫理観、院長とスタッフ間での認識に差はないだろうか。感染管理は一人でできるものではない。院内で情報を共有し合い、フィードバックし、日々改善して理想の工程に辿り着くことができる。そしてそこで満足せず、日々変化する情報を見極めながら、改善を積み重ねていくことが大切だと考える。

　自分の大切な家族や友人が治療に訪れたら、自信をもって器具・器材を使えるだろうか。自院で自分自身が治療を受けたいと思うだろうか。患者目線で考え、限られた環境のなかでも最善を尽くすことが求められているように思う。

【参考文献】
1）前田芳信（監），柏井伸子（編）：歯科医院の感染管理　常識非常識．クインテッセンス出版，東京，2009．
2）小林寛伊（編）：改訂第4版 医療現場の滅菌．へるす出版，東京，2013．

写真提供：カボデンタルシステムズジャパン株式会社
　　　　　白水貿易株式会社

歯科小手術 基礎編

06 画像診断

梅村 匠 *Takumi UMEMURA*
東京都・うめむら歯科医院

小手術における X線写真とCBCTによる画像診断

　日常臨床において、歯科小手術は患者の希望、もしくは他の治療法では病状の改善が見られない症例に対して、適切な診査・診断のもと適応と判断される際に実施される。その際、重要な役割を担うのが精密な画像診断である。従来のX線では画像から得られる情報と実際の構造物との間にギャップが生じ、手術中に戸惑うこともしばしばあった。しかし、近年X線のデジタル化が進み、Cone beam computed tomography (CBCT)の一般開業医への普及により、このギャップは小さくなってきている。したがって、実際の診断においてはX線とCTの特徴を掴み、両者をうまく活用することで、より正確な画像診断が可能である。

　X線は被曝線量が少なくアーチファクトの影響をほとんど受けないため、診断の最初の段階ではたいへん有用である。しかし、三次元の構造物に対して二次元の画像を見ながら三次元の状態をイメージするのは、自ずと限界がある。たとえば構造物が重なってしまったり、X線の透過性に違いがあるため、骨のミネラル分が少ない部分が多い部分に隠れてしまい診断に必要な情報が得られない場合もある。

　一方CTの場合、断層による撮影により必要な部分の任意の画像を自由に見ることができるので、X線と比べて格段に多くの情報を得ることができる。症例によっては、CTで診断することで手術方法が変わる可能性もある（図1）。

　したがって、抜歯、歯周外科、外傷、インプラントなどの歯科小手術においても、CTを活用す

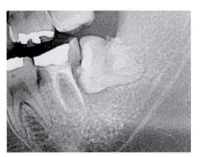

図❶a　パノラマX線写真では「8埋伏智歯の根尖部が分岐しているように見えるが、正確に分岐の状態を把握することはできない

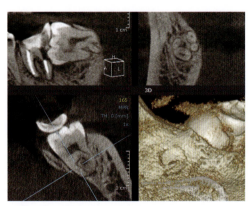

図❶b　CT像で見ると遠心舌側根が2根に分かれて、その一方が近心根に向かっている。また、遠心舌側根は根尖部が舌側皮質骨から僅かに出ていることがわかる。抜歯を行う際、三次元的な歯根の形態をしっかりとイメージし、根尖部が折れないようヘーベル操作を慎重に行う必要がある。また、後述のCASE 1で示しているように、2回法による抜歯も検討すべきである。もし遠心舌側根の根尖部が折れて残ってしまった場合、口腔底に落下する可能性が高くなる

CASE 1

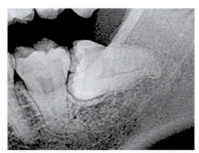

図❷a 術前のパノラマX線写真。根尖部が下方に湾曲し、下顎管に接している

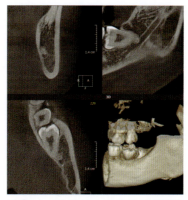

図❷b CT所見。根尖部が下顎管を圧迫しているように見える。軸上面で見ると、根尖部が頰側方向に湾曲している

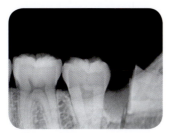

図❷c 歯冠部を除去し、歯根が挺出できるスペースを確保した。また露髄面にはグラスアイオノマーセメントを充塡した

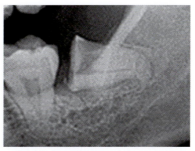

図❷d 歯冠部除去3ヵ月後のパノラマX線写真。歯根が前方に移動し、根尖部が下顎管から離れたことが確認できる

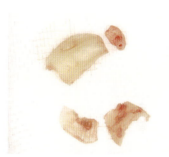

図❷e 下歯槽神経麻痺のリスクを避け、安全に抜歯することができた

ることでより精密な診断が可能となり、より安全で効率よくオペを行うことができる。これは、患者・術者双方に多くのメリットをもたらす。

ただし、近年の技術革新に伴い低被曝の機種が増えてきたとはいえ、ほとんどの機種でX線に比較すると被曝量が多いのは事実である。したがって、CTの撮影には十分な必要性が認められる場合のみ使用すべきであると考えている。

歯科小手術においてX線やCBCT画像による診断から得られる事項は、次の6つが考えられる。

1. 病状の把握
2. 自院で対応可能な手術かどうかの判断
3. 必要に応じて術中・術後の確認
4. 手術中起こり得るリスクの判定
5. 患者の理解と納得
6. 効率よく手術を行うための、事前の計画と準備

本項ではこれらの事項を中心に、画像診断の重要性について症例を通して解説する。

CASE 1：抜歯2回法

患者：25歳、女性
主訴：親知らずを抜いてほしい

パノラマX線写真上で8根尖部が下方に湾曲し、下顎管に接している。下顎管との位置関係を正確に把握するためCTを撮影した[1]ところ、根尖部あたりでは下顎管の前上方部の皮質骨が失われ、下顎管を圧迫しているように見える。したがって、このまま抜歯すると下歯槽神経麻痺の可能性が示唆される。

患者にCT画像を見せながらその旨を説明したところ、できるだけ安全な抜歯を希望された。そこで最初に歯冠部を除去し、歯根が前方に移動し根尖部が下顎管から離れたことが確認できてから歯根部を抜歯する、2回法による抜歯を行うこととなった（**図2**）。

CASE 2

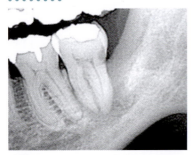

図❸a パノラマX線写真で見ると、<u>7</u>遠心から根尖部にかけて骨吸収が進行していることが確認できる。しかし、骨吸収の広がり具合を正確に判断するのは困難である

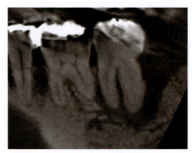

図❸b CT像、矢状面頬側1/3

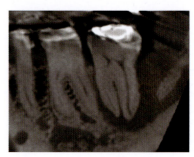

図❸c CT像、矢状面中央部

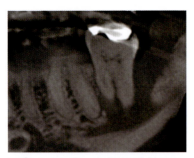

図❸d CT像、矢状面舌側1/3。CTの矢状面で見ると、骨吸収が遠心部から歯根を取り囲むように近心根中央部まで広がっており、下縁は下顎管まで到達しているのが確認できる

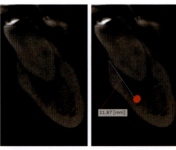

図❸e CT像、近心根相当部舌側の骨縁から下顎管までの距離

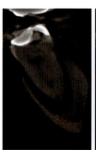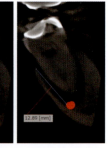

図❸f CT像、遠心根相当部舌側の骨縁から下顎管までの距離。CTの冠状面で見ると、下顎管は骨吸収像の舌側皮質骨最深部に存在していることがわかる。CT上で骨縁からの距離を測定し、抜歯窩掻爬の範囲を決定する

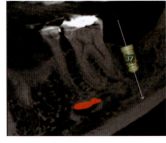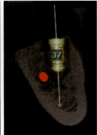

図❸g 骨増大術後6ヵ月。CTによるインプラント埋入前の術前診査。シミュレーション上で下顎管に近接したインプラント埋入ポジションとなる

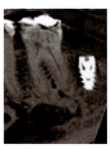

図❸h 下顎管の位置に注意しながらインプラント埋入を行った

CASE 2：
抜歯後掻爬／インプラント埋入

患者：42歳、男性
主訴：左下奥歯がぐらついて痛む

　パノラマX線写真で見ると、<u>7</u>は根尖部まで骨吸収が進行しており、抜歯することとなった。抜歯後はインプラント治療を強く希望された。
　CTで見ると、骨吸収が下顎管まで達しており、下顎管損傷を避けるよう配慮した抜歯窩掻爬と骨増大術が必要となる。下顎管は、冠状面で見ると舌側最深部に存在する。CT上で下顎管の三次元的な位置関係を把握したうえで骨縁からの距離を測定し、下顎管から2mm上を目安に抜歯窩の横の壁を骨面に沿わせながら慎重に掻爬した。下顎管の真上の不良肉芽組織は、掻爬中に一緒に除去できることを期待した。骨増大術後にインプラント埋入を行う場合、骨形態の変化に伴い再度CT上で骨形態や下顎管の位置、インプラントの埋入ポジションなどを確認する必要がある（**図3**）。

CASE 3

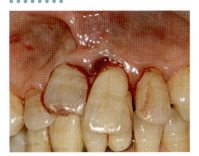
図❹a 1|が陥入により根尖方向に転移しており、唇側歯肉が押されているように見える

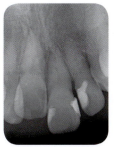
図❹b 1|は根尖側に転移し、歯根膜腔に連続性が認められない

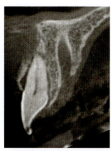
図❹c 術前のCT上では唇側骨の一部が骨折し、歯とともに根尖側への移動が認められる

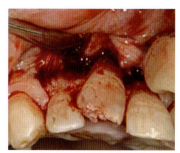
図❹d フラップを開いて歯と骨を正しい位置に移動した

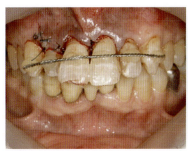
図❹e 縫合したのち、ワイヤーとスーパーボンドによる固定を行った

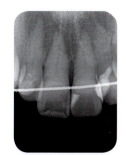
図❹f 術後2ヵ月。歯根膜に治癒傾向が確認できる

CASE 3：外傷

患者：78歳、女性
主訴：転倒し、前歯がめり込んだ

　口腔内所見では、1|が陥入によって根尖方向に転移しており、唇側歯肉が押されているように見える。デンタルX線写真上では歯が根尖側に転移し、歯根膜腔に連続性が認められない。CT上では唇側骨が骨折し、遊離していることが確認できる。これらの診査により、歯根膜線維の断裂の治癒と審美性の回復を目的とした整復固定が必要であると判断した。歯髄壊死と将来内部吸収が起きる可能性が高いことを説明し、同意を得た。整復後は骨の治癒を待つため、ワイヤーとスーパーボンドによる固定で安静を保つこととなった（図4）。

CASE 4：歯周組織再生療法

患者：78歳、女性
主訴：|6が浮いている感じがして噛めない

　口腔内所見では|6頬側に歯肉退縮、楔状欠損とエナメルプロジェクションが確認できる。プローブによる診査では、頬側エナメルプロジェクションに沿って6mmで、その他は正常値、頬側から根根分岐部病変2度である。電気歯髄診では生活歯であった。

　デンタルX線写真上では根分岐部に透過像が確認できるが、CTで確認することで、フラップを開く前により正確に骨欠損の形態を把握することができる[2]。したがって、事前に骨欠損の形態と大きさから根分岐部を完全に閉鎖するのは困難であるが、オドントプラスティと歯周組織再生療法を行うことにより、現状よりは改善が期待でき、長期的なメインテナンスには有利であると診断した。その旨を患者に伝え、同意を得て手術を行った。

　フラップを開いてエナメルプロジェクションを削り取り、不良肉芽を徹底的に掻爬した。欠損した部分に対して、エムドゲイン・骨補塡材を塡入後、バリア膜としてPlatelet-rich fibrin（PRF）メ

CASE 4

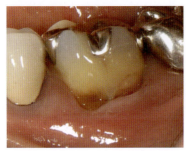

図❺a 6┘初診時。頰側に歯肉退縮、楔状欠損とエナメルプロジェクションが確認できる

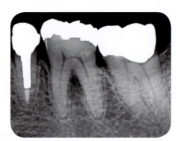

図❺b 6┘初診時デンタルX線写真。根分岐部に透過像が確認できる

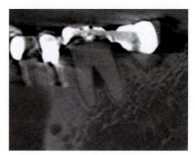

図❺c CT矢状面、頰側1/3

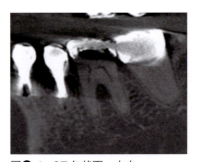

図❺d CT矢状面、中央

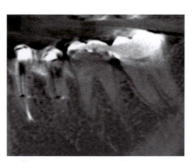

図❺e CT矢状面、舌側1/3

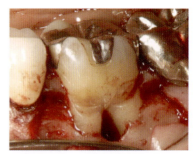

図❺f フラップを開いて不良肉芽を除去した。顕著なエナメルプロジェクションが確認できる

ンブレンでカバーし、根面被覆の目的でFree gingival graft(FGG)付きConnective tissue graft(CTG)を設置し、フラップを縫合した（図5）。

歯周病は歯を支える骨の病気である。したがって、CT像から事前に骨の吸収状態を把握することで、再生療法の予知性を予測することができる。また、切開線の位置や使用する材料など、オペの計画をしっかりと立てることが可能となる。

CASE 5：歯槽頂アプローチによる上顎洞挙上術／インプラント

患者：59歳、女性
主訴：左上大臼歯部の違和感

デンタルX線写真とCT上で7┐に大きなパーフォレーションと歯肉縁下カリエスが確認できる。X線上でははっきりしないが、CTで見ると遠心頰側根に根尖病変が認められ、頰側の皮質骨を穿孔している。また、口蓋根は根尖部からの病変が歯根周囲と上顎洞底皮質骨を穿孔するまで広がり、

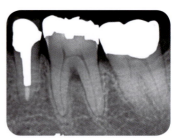

図❺g 術後7ヵ月。根分岐部の不透過性が亢進しつつある

歯性上顎洞炎を引き起こしている（図6）。

従来、上顎洞炎の10%は歯が原因といわれてきたが、最近では従来のX線による診断よりCTによる正確な診断ができるようになったため、慢性上顎洞炎の40%までが歯性上顎洞炎といわれている[3]。慢性上顎洞炎の治療には、CBCTによる上顎歯牙の診断をすべきであると考えられる。

7┐は保存困難と判断し、本人の希望により連結部切断の後、7┐の抜歯と6┐のインプラント治療を行うこととなった。このような歯を分割抜歯する

CASE 5

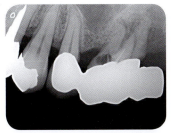

図❻a 初診時デンタルX線写真。7┘に大きなパーフォレーションと歯肉縁下カリエスが確認できる

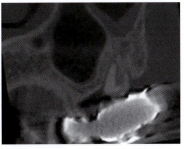

図❻b 術前CT。近心頬側根に大きなパーフォレーションが確認できる

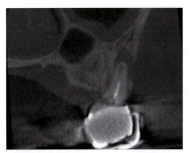

図❻c 術前CT。遠心頬側根に根尖病変が認められ、頬側の皮質骨を穿孔している

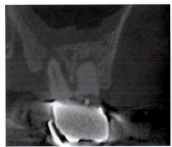

図❻d 術前CT。口蓋根は根尖部からの病変が歯根周囲と上顎洞底皮質骨を穿孔するまで広がり、歯性上顎洞炎を引き起こしている

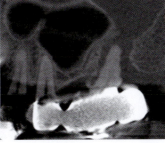

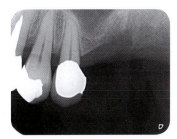

図❻e インプラント埋入前

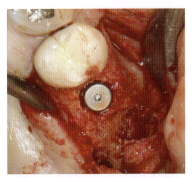

図❻f 歯槽頂アプローチによる上顎洞挙上術とインプラント同時埋入

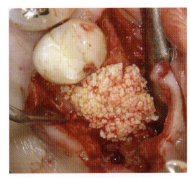

図❻g 埋入後骨補塡材を塡入

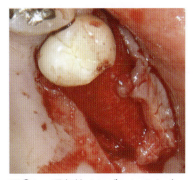

図❻h 吸収性メンブレンでカバーした

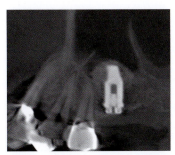

図❻i 術直後のCT像。上顎洞挙上した部位の骨補塡材が均一に塡入されていることが確認できる

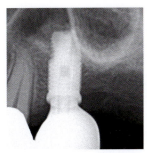

図❻j 最終補綴物セット時

場合は、口蓋根の上顎洞への迷入に注意し、口蓋根の抜歯窩掻爬は上顎洞炎を悪化させないよう上顎洞底粘膜に注意しながら慎重に行う必要がある。幸い、6相当部の上顎洞は隔壁により隔てられ、上顎洞炎の影響を受けていない。そこで、歯槽頂アプローチによる上顎洞挙上術とインプラント同時埋入を行った。なお、インプラントの遠心部の骨が不足しているため、同時に骨増大術を行った。

カウンセリング

患者の歯科医療に対する見方がよりシビアになってきた時代だからこそ、患者にとって納得のいく医療の提供が必須になってきている。患者にとって不慣れなX線画像をもとに説明を受けても、十分に理解できていないことがある。したがって、X線画像の説明の際は、正常像と病変が起きている像を比較し、その違いを説明すると理解しやすい。また、図7のような骨の状態を再現した模型と照らし合わせながらの説明も有効である。

「インフォームド・コンセント」の重要性が叫ばれて久しい。定義は、「医師が患者に診療の目的や内容を十分に説明し、患者の同意を得ること」である。しかし、実際の臨床の現場では患者の同意を得る際、本当に患者の理解と納得を得られているか疑問に感じることもある。われわれは医療人として、常に患者との専門知識のギャップを認識しつつ、画像、模型、説明用パネルや動画などを駆使して、そのギャップを埋めることを意識したカウンセリングが求められる。

●

本項では歯科小手術における画像診断の重要性について、「1．術者の診査・診断」、「2．患者の理解・納得」という2つの側面から解説した。

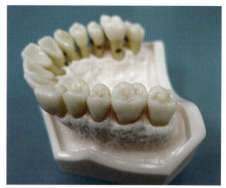

図❼　左半分が歯周病、右半分が健康な骨の状態を示している

手術の成功には、技術の研鑽と知識の積み重ねが重要なことはあきらかである。しかし、その前提になるのは画像から得られる正確な診断と、その運用である。患者との見解の相違から発生するトラブルや医療事故をなくし、患者と術者双方が満足する手術結果を得るためにも、適切な画像診断はたいへん重要なファクターとなる。

本項が少しでも読者の日々の臨床にお役に立てば幸いである。

【参考文献】
1）Ghaeminia H, Meijer GJ, Soehardi A, et al.: Position of the impacted third molar in relation to the mandibular canal. Diagnostic accuracy of cone beam computed tomography compared with panoramic radiography. International Journal of Oral and Maxillofacial Surgery, 38（9）: 964-971, 2009.
2）Laky M, Majdalani S, Kapferer I, Frantal S, Gahleitner A, Moritz A, Ulm C: Periodontal probing of dental furcations compared with diagnosis by low-dose computed tomography: a case series. J Periodontal. 84: 1740-1746, 2013.
3）Patel NA, Ferguson BJ: Odontogenic sinusitis: an ancient but under-appreciated cause of maxillary sinusitis. Curr Opin Otolaryngol Head Neck Surg, 20: 24-28, 2012.

歯科小手術

実践編

【口腔外科】

【歯周治療】

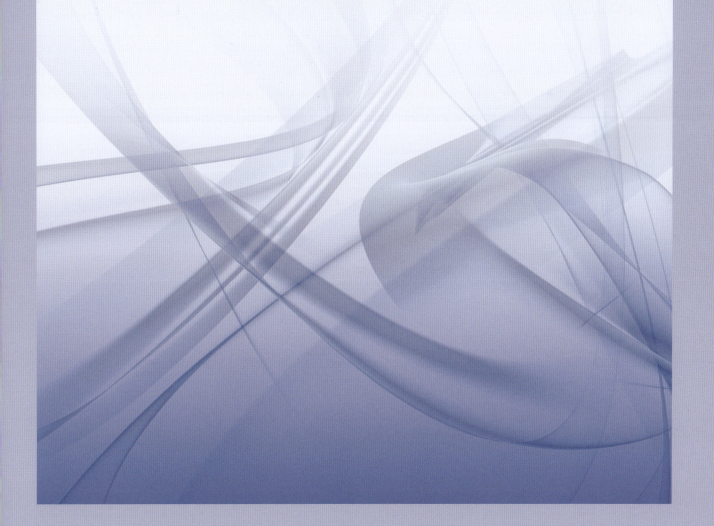

口腔外科 01

普通抜歯

加藤 伸[1] Shin KATO　　柴 秀行[1] Hideyuki SHIBA
1）慶應義塾大学医学部　歯科・口腔外科学教室

抜歯に必要な器材・器具

　抜歯に用いられる器材は、それぞれの目的に応じて最大の機能を発揮するように作られている。抜歯部位に応じて適切な器具を選択し、使用することが、安全かつ低侵襲な抜歯手技に必要不可欠となるため、最初に器材・器具について解説する。

1．抜歯鉗子
1）種類
　抜歯鉗子は、抜歯の主要器具で、歯を把持する嘴部、中間の関節部、手掌で摑む把柄部から成り立つ。抜歯力を歯に有効に作用させるため、抜歯部位や歯の状態に合わせ、嘴部の形態、幅、角度に違いをもたせた鉗子が存在する（図1～3）。鉗子を用いた抜歯は、抜歯力を目的とする歯のみに加えることができるため、歯周組織に対する損傷がほとんどない。また、抜歯力や抜歯方向の調節が容易という利点があり、隣接歯に対する損傷も防げることから、鉗子で把持できる歯に対しては、鉗子抜歯が第一選択となる。

2）鉗子の持ち方
　鉗子の持ち方は、鉗子の種類や歯を把持する力の調整をどの指で行うかによって、何通りかの方法が存在する（図4～6）。上顎前歯部用鉗子のみ順手で持ち、それ以外の鉗子は逆手で使用するのが一般的である。図5の持ち方は鉗子を閉じる力は示指、薬指、小指で加え、把柄の内側に入れた中指の背側で鉗子を開く方向に力を加えることで、歯の把持力を調節する。図6の持ち方は示指、中指、薬指、小指で鉗子を閉じる方向に力を加え、拇指はその力に対するストッパーとして把柄内側に置くことで、必要以上に歯に把持力が加わらないように調節することができる。

2．ヘーベル（挺子）
1）種類
　ヘーベルは、残根やう蝕が進行し、歯質が脆弱な場合、歯冠は正常でも萌出位置の異常などにより鉗子で歯を把持できない場合、その先端を歯根膜腔に挿入して抜歯を行う器具で、先端から嘴部、支柱、把柄から成り立つ。嘴部の厚さや幅、支柱がストレートタイプ（直）かカーブしたタイプ（曲）、抜歯中に根尖部が破折残存した場合に使用するものなど、複数種類存在する（図7～9）。ストレートタイプを用いた抜歯がスタンダードであるが、大臼歯や智歯などで嘴部が歯根膜腔に挿入することがストレートタイプでは困難な場合、カーブタイプのヘーベルを用いる。ヘーベルは抜歯力を加える際にどうしても支点を必要とするため、歯周組織や隣在歯に損傷を与える可能性があり、その使用に注意を要する。

2）ヘーベルの持ち方
　ヘーベルの持ち方は、把柄を手掌で包み、拇指、中指、薬指、小指の4指で握り、示指は支柱に沿って嘴部の少し下に添える（図10）。この持ち方は、示指の延長が嘴部先端となっていることにより、抜歯力作用点であるヘーベル嘴部先端を繊細に動かすことができ、万が一、ヘーベルが歯根膜腔から外れてしまった際の事故防止にも繋がる。

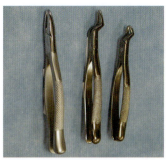
図❶ 上顎抜歯鉗子（左：前歯部用、中：小臼歯部用、右：大臼歯部用）

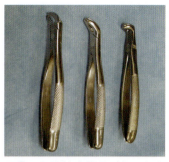
図❷ 下顎抜歯鉗子（左：前歯部用、中：小臼歯部用、右：大臼歯部用）

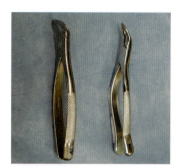
図❸ 残根鉗子（左：下顎用、右：上顎用）

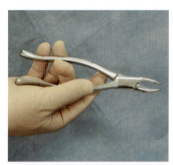
図❹ 上顎前歯部抜歯鉗子の持ち方

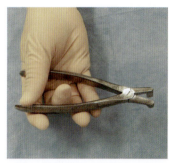
図❺ 抜歯鉗子の持ち方（中指ストッパー）

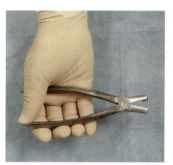
図❻ 抜歯鉗子の持ち方（拇指ストッパー）

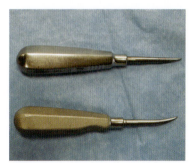
図❼ ヘーベル（上：直ヘーベル、下：曲ヘーベル）

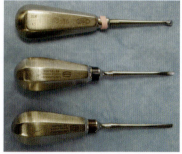
図❽ ヘーベル（上：日大式ヘーベル、中：直ファインヘーベル、下：曲ファインヘーベル）

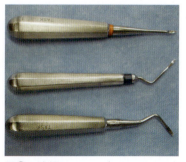
図❾ 残根ヘーベル（Root tip pick）

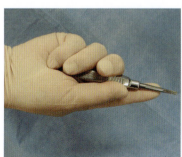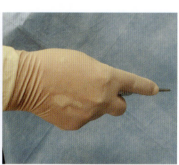
図❿ ヘーベルの持ち方

01 普通抜歯

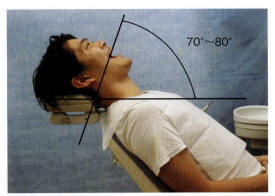

図⓫ 上顎の場合：安頭台の調節により頭部を軽く屈曲させ、上顎の咬合平面が床面に対しておおむね70〜80°となるようにする

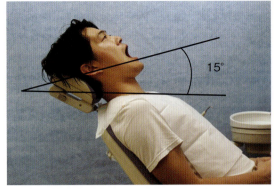

図⓬ 下顎の場合：上顎と異なり、頭部の後屈はせず背板を倒し、開口時に下顎の咬合平面が床面に対して15°程度とする

抜歯の実際

1．抜歯ポジション

抜歯に際し、術者と患者の位置関係は極めて重要である。術者にとって大切なのは無理のない姿勢であり、また患者に対しても無理な姿勢を強いないことである。常に一定の位置関係を保持し、同じ視野で同じ操作を繰り返すことが抜歯上達の近道であり、また安全、低侵襲な抜歯に繋がる。抜歯時のポジションについては大学や施設により異なるが、われわれは通常立位で行っている。

これは、抜歯操作における上半身の重心移動に対して下半身が支えることで安定したポジションを確保しやすいためである。重心の移動と協調した手の動きは、抜歯には欠かせない要素であると考えている。したがって、以下の説明は立位での患者体位、および術者位置である。

1）患者体位

■上顎の場合

安頭台の調節により頭部を軽度後屈させた後、背板を倒し、上顎の咬合平面が床面に対しておおむね70〜80°となるようにする。さらに、上顎の位置が術者の肘の位置より約5cm高くなるように調整する（図11）。

■下顎の場合

上顎と異なり、頭部の後屈はせず、背板を倒し

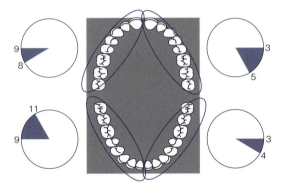

図⓭ 抜歯部位と術者の立ち位置の関係

開口時に下顎の咬合平面が床面に対して15°程度とする。高さは術者の肘の高さか、それよりも5cmほど低く位置づける（図12）。

2）術者位置

本項では術者が右利きとして説明する。

まず、基本的な術者の位置は患者に対し、順手となる右側である。鉗子操作はすべての歯に対し右側からアプローチするのに対し、ヘーベル使用の際は常に患歯側に立つことが原則である。これは肘を体側から離さずに、かつ、術者の体幹になるべく近い位置で操作することがヘーベルのコントロールを確実にするからである。これらをふまえたうえで、さらに歯の部位で立ち位置は異なってくる。

図13は、抜歯部位と術者の立ち位置の関係を示したものである。左右で立ち位置が異なるのは、

利き腕（右側）で両側のヘーベル操作を行う結果である。さらに下顎右側の場合、下顎を保持する方法の違いにより位置が変化する。また、上顎左側では3時から5時が立ち位置となるが、スピットンや配管の位置により所定の立ち位置がとれない場合は、患者体位を工夫する。

2．抜歯手技

抜歯の前準備として、歯頸部線維束の切離についてはさまざまな意見があるが、筆者は現在行っていない。なぜならば、切離の理由である鉗子の把持が容易になるといったことは実感できず、また切離を行わないがゆえの周囲軟組織の剝離などを経験していないためである。したがって、歯頸部線維束の切離は行わなくてよいと考えている。

1）鉗子抜歯

抜歯の基本は鉗子抜歯である。鉗子で把持が可能な場合は、すべて鉗子抜歯とする。これは、ヘーベルに比べ歯周組織の損傷が少ないからである。歯肉縁のすみやかな内翻は抜歯窩の治癒に大切であり、歯槽骨や歯肉にダメージの少ない鉗子抜歯が優先されるべきである。

鉗子抜歯で大切なのは、極力歯根側の深い位置で把持することである。鉗子は頰舌側への動きから脱臼に導くものであるが、この際、頰舌側の最大膨隆部を越えてしっかり把持する必要がある。加えて注意しなければならないのは、必要以上に強く握らないことである。強すぎる把持は歯冠の崩壊を招き、鉗子抜歯を困難にする。握りすぎを防止するために中指を中に入れ（図4、5）、さらに拇指をストッパーにすると防ぐことができる（図6）。また、上顎前歯や下顎小臼歯のように歯根形態が円錐形に近い歯では、頰舌側への動きだけでなく、回転運動を加えることも可能である。

2）ヘーベル抜歯

ヘーベル操作は主に楔作用と回転作用である。鉗子が頰舌側への傾斜により脱臼操作を行うのに対し、ヘーベルでの脱臼操作は遠心側への傾斜を

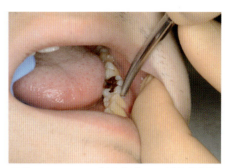

図⓮　ヘーベルの挿入部位は、近心頰側隅角から近心隣接面を基本とする

主とする。このとき、最も大切なのはヘーベル先端を確実に歯根膜腔に挿入することである。

挿入部位は近心頰側隅角から近心隣接面とし、それには歯冠、歯根面からヘーベル先端を離さずに歯軸に沿って根尖方向にゆっくり押し進めることが必要である（図14）。幸い多くの歯は、歯根が根尖付近で遠心側に湾曲しているため、遠心への傾斜は歯根の抵抗や破折を来しにくい。また、残根状態の場合などはヘーベル挿入前に歯根断面をよく観察し、目視により歯根膜腔への挿入を行うべきであり、ヘーベル先端部からの感覚などに頼るべきではない。加えて、歯槽骨を支点とする梃子作用を用いてはならない。

もう一つ重要なことは、ヘーベルにかける力を歯の脱臼に繋げるには、アンカーとなる歯根周囲を取り巻く固有歯槽骨を上手に利用し、決して破壊しないことである。この部分は、周囲の支持歯槽骨に比べ硬いがゆえに、ヘーベル操作を可能としているのである。したがって、ヘーベルを入れやすくするといった理由で、むやみに歯根周囲の固有歯槽骨を削除してはならない。さらに、下顎の抜歯操作では鉗子と異なり、下顎を押し下げる大きな力が加わることから、術者による下顎の把持が必要である。術者は右手で加えた力を左手で受け止めなければならない。この際、バイトブロックを併用することで、さらに下顎の安定を図ることが可能となる（図15～17）。

一方、歯根膜腔にしっかりとヘーベルが挿入さ

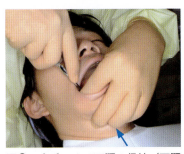
図⓯ 左手による下顎の保持（下顎右側の場合）

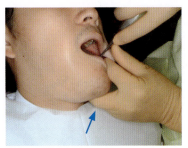
図⓰ 左手による下顎の保持（下顎左側の場合）

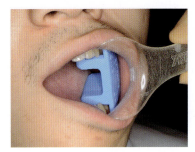
図⓱ 下顎の抜歯に際し、バイトブロックの装着

れているにもかかわらず脱臼が困難な場合、複根歯であれば積極的に根分岐部での分割を行う。さらに、残根歯の抜歯において歯根膜腔を捉えることが難しい場合は、迷わず歯肉の剥離を行い、明視野で操作を行うべきである。

抜歯前に行うべきこと

近年、医科・歯科を問わず、医療紛争（事故・過誤）が増加している。本項のテーマである抜歯は、不可逆的な治療であることや、外科的侵襲の加わる治療であることなどの理由から、医療従事者と患者間にトラブルが発生することも考えられる。「十分な説明を受けていない」、「治療に対する了承をしていない」、「必要な医療水準が確保されていない」と患者側が感じたときに紛争となることが多いと筆者は考えている。どのような点に注意が必要か、その要点を述べる。

1．全身状態の把握

そもそも普通抜歯が必要となる患者は高齢者が多く、その場合、さまざまな既往から薬剤使用中の患者も多くなる。抜歯の前にしっかり医療面接（問診）を行い、全身状態を把握することが、最も初歩的であるが、最も重要となる。とくに易感染性宿主（糖尿病、ステロイド・免疫抑制剤・抗がん剤の使用など）のスクリーニング、抗凝固薬（術後出血のリスク）や骨代謝にかかわる薬剤（MRONJ〔薬剤関連顎骨壊死〕のリスク）の使用歴は、最低限把握すべき事項である。

医療面接とともに、そのような患者の治療を行っている医科への照会（対診）も重要となる。照会は原則として、記録として残る書面で行う。照会状には抜歯の本数、所要時間、局所麻酔薬の種類・使用予定量などを記載し、医科での治療内容、投与薬剤、周術期の注意事項など確認したい事項を記載する。

2．病態説明、抜歯目的、行わなかった場合の予後、抜歯方法

通常、抜歯は患者にとって歓迎すべき治療ではなく、なるべくなら避けて通りたいと考えている治療に違いない。そのような患者に、抜歯を了承してもらうためには、抜歯が必要と診断するに至った理由、つまり病態説明と、抜歯をしなかった際に想定される予後を十分に説明する必要がある。抜歯の理解が得られてから初めて、具体的な方法の説明を行うべきである。

3．合併症・偶発症

医療行為は絶対に安全ということはないため、どんなに可能性の低い合併症や偶発症も発生し得ると考えておかなければならない。患者とトラブルになる場合は、事前にそういった合併症・偶発症について説明されていない、もしくは、説明されていたとしても口頭による説明のみで、患者本人は記憶していない場合が多い。どのような内容まで説明が必要か、その目安として筆者が勤務している施設で使用している抜歯同意書を掲載するので参考にしてほしい（図18）。

患者氏名：＿＿＿＿＿＿＿＿＿＿　患者番号：＿＿＿＿＿＿＿＿＿＿

抜歯術に関する説明文書

この文書は、＿＿＿＿＿＿＿様への抜歯術について、その目的、内容、起こりうる合併症などを説明するものです。説明を受けられた後、不明な点がありましたら何でもおたずねください。

【あなたの病名と病態】
病名：□齲蝕（むし歯）、□歯周病、□根尖性歯周炎、□その他：（　　　）
病態：

> 歯および歯周組織に付着した細菌により、齲蝕や歯周病、根尖性歯周炎などが進行したことで、保存できない歯牙が存在します。
> このまま放置してしまうと、歯周組織や顎骨に炎症が波及し、疼痛や腫脹、発熱の原因となる可能性や、隣接した歯牙の骨吸収や失活（歯髄反応の消失）が考えられます。

【抜歯の目的】
抜歯をおこなわなかった場合、以下の項目が予後として考えられます。

1. 感染
   感染を繰り返しやすく、その度に抗菌薬の投与が必要となります。悪化すると近接する頬や首の方まで腫れが広がることがあります。
2. 齲蝕
   うまく清掃ができないため、隣の歯を含めて齲蝕になることがあります。
3. 囊胞
   無症状でも歯が原因で顎骨内に囊胞（膿の袋）ができ、骨を破壊してしまうことがあります。
4. その他（　　　　　　　　　　）

原因となっている歯を抜歯することで、上記症状を回避する効果が期待できます。

【抜歯の方法】
1. 術前の注意事項
   ① 前日は十分な睡眠をとるように心がけてください。
   ② 抜歯前の食事制限はありません。
   ③ 内服薬は医師からの中止の指示がない限り、いつもの時間に服用してきてください。
   ④ 服装は窮屈でないもの、汚れても構わないものを身に着けてお越しください。
   ⑤ 髪の毛が長い方は束ねるゴムをお持ちください。
   ⑥ 口紅は取り除いてください。
   ⑦ 処置は清潔な状態で行いますので、歯磨きをしてからお越しください。

2. 麻酔方法
   局所麻酔下で手術をおこないます。麻酔範囲は抜歯する歯の周囲歯肉です。ただし、手術内容に応じて広範囲に奏効する神経ブロック麻酔（伝達麻酔）を併用することがあります。局所麻酔薬の持続時間は平均2時間程度です。

3. 手術方法
   通常は歯肉を開けないで抜歯します。しかし、場合によっては歯肉を開けたり、歯の周りの骨を除去する場合があります。創部はそのままの場合、止血剤を挿入する場合、縫合処置をする場合があります。手術時間はおよそ30分です。

【ご注意いただきたい事項等】
1. 食事・飲水制限
   局所麻酔の効果消失後（およそ2時間程度）は原則として、食事・飲水制限はありません。ただし、刺激物や硬固物の摂取は疼痛増強につながる可能性があります。できる限り反対側の歯を使って食事をするように心がけてください。

2. 術後安静について
   局所麻酔下での日帰り手術になります。術後、病院内でのベッド上安静の必要はありません。ただし、出血や疼痛増強の可能性があるため、激しい運動や飲酒、長時間風呂につかることは避けてください。また、唾液に出血が混じる場合がありますが、うがいを頻回にすると、止血しにくいばかりか、疼痛や治癒不全をおこす場合があるため、できる限りうがいは控えるようにしてください。なお、通常は必要ありませんが、疼痛が強いときは手術を行った部分の外側（頬）を冷水で湿布して構いません。しかし、極端に冷たい湿布（氷など）はかえって疼痛を増強させることや、治癒を悪くさせる可能性があるため、控えてください。

3. 治療内容の変更の可能性
   エックス線やCTでの診断には限界があり、手術の際に予定していた部位以外の歯も追加して抜歯しなくてはならない可能性が考えられます。なお、事前に説明した方針と変わる場合は、手術中に、口頭にて必要性を説明します。

4. 使用する資材に関して
   すべて医療用の認可を得ている資材を使用します。

5. 現在服薬中の薬剤の変更または休薬の可能性について
   原則として現在服薬中の薬剤の変更や中止の必要はありません。ただし、全身疾患の種類や病状あるいは処方薬剤について医科主治医に対し照会を行い、休薬をする場合もあります。

6. その他
   アレルギー体質の方や、妊娠中あるいはその可能性がある方は術前に担当医までお申し出ください。

【避けられない合併症やその他の不利益】
<u>抜歯術を受けた場合、次のような合併症やその他の不利益が生じることがあります。このことは、本治療に伴う避けられないものです。この点を考慮したうえで本治療を受けるか否かを決定してください。</u>

1. 腫脹
   手術後2〜3日をピークに平均1週間程度、頬部や顎下部が腫れることがあります。
2. 縫合不全および創部感染
   歯肉縫合部の治癒が悪いと手術部位が感染しやすくなります。創部感染した場合、洗浄処置や抗菌薬の変更・追加をすることがあります。
3. 出血
   手術中、もしくは術後に創部より出血を認めることがあります。圧迫止血法や凝固止血法、結紮止血法などで適切に対応します。なお、手術当日、翌日は微量の出血が続く場合がありますが、通常問題はありません。当科では夜間、休日も当直体制をとっておりますので、帰宅後にご心配なことがあればご連絡ください。
4. 口角炎
   手術の際、術野の確保と、手術器具から軟組織を保護するために口唇・口角を伸展させる必要があります。そのため、口角の炎症や出血が発現する可能性があります。治癒には平均1〜2週間かかります。
5. 内出血
   手術した付近の皮膚に内出血斑を生じることがあります。治癒には平均2〜3週間かかります。
6. ドライソケット
   抜歯後に、うがいのしすぎなどが原因で血餅（血のかたまり）がはがれ抜歯窩の骨面が口腔内に露出したままになることがあります（2.3%）。これをドライソケットといい骨面が炎症をおこし痛みが続きます。治療には抜歯窩に麻酔や炎症を抑える効果のある軟膏を注入したり、抗菌薬や鎮痛薬を内服していただきます。治癒は平均1〜3週間かかります。
7. 知覚異常（下顎の場合）
   手術に伴う侵襲によって下歯槽神経の知覚異常（手術をした側半分の下唇から下顎部にかけての感覚異常：0.1%〜4.4%）や舌神経の知覚異常（手術をした側半分の舌の感覚異常：0.3%）が生じる可能性があります。知覚異常が生じた場合、多くは時間の経過とともに徐々に回復していきます。（1か月以内：64.7% 6か月以内：94.1%）また、回復を早める薬物治療をおこなうことがあります。しかし、神経の損傷程度によっては術前の状態まで回復しない可能性もあります。
8. 隣在歯への影響
   歯の生え方により、隣在歯に影響を及ぼし、冷たいものがしみたり、治療や抜歯が必要になることがあります。
9. 歯の迷入
   歯根先端など歯の一部が、深部に迷入することがあります。その場合、迷入した位置や深さに応じて、同日、あるいは、後日に摘出する可能性があります。
10. 歯の破折と残存
    歯の先端などが破折し、意図的に残存させることがあります。後日摘出する場合と経過を観る場合があります。
11. 不測の事態
    全身状態や年齢により脳梗塞、心筋梗塞、心不全不整脈、肺梗塞などの不測の合併症をきたす危険性も完全には否定できません。このような場合には適切な科の医師と協力して最善の処置を行います。
12. その他の偶発症
    （　　　　　　　　　　　　　　　　　　　　　　　　）

なお、上記の合併症その他の不利益が発生したときは、当院において適切な処置を行います。当該処置は通常の保険診療であり、治療費は患者さんのご負担となります。あらかじめご了承ください。

【代替可能な治療法】
歯および歯周組織に付着した細菌により、齲蝕や歯周病、根尖性歯周炎などが進行したことで、保存困難な歯牙が存在します。
このまま放置してしまうと、歯周組織や顎骨に炎症が波及し、疼痛や腫脹、発熱の原因となる可能性や、隣接した歯牙の骨吸収や失活（歯髄反応の消失）が考えられるため、抜歯を推奨します。
なお、代替可能な治療（歯周病治療、保存治療、補綴治療）では根治は難しいと考えます。

【セカンドオピニオン】
現在のあなたの病状や治療方針について、他院の医師の意見を求めることができます。必要な書類をお渡ししますので、お申し出ください。

【同意を撤回する場合】
いったん同意書を提出しても、治療が開始されるまでは、本治療を受けることをやめることができます。やめる場合にはその旨を下記まで連絡してください。

【手術後】
抜歯後は、担当医師の指示に従い、服薬方法、口腔内清掃方法、再診時期についてご注意ください。

【連絡先】
本治療についての質問や治療を受けた後に緊急の事態が発生した場合には下記まで連絡してください。

○○○病院　○○科　電話　○○-○○○○-○○○○

説明日：＿＿＿＿＿＿＿＿＿＿
説明者：＿＿＿＿＿＿＿＿＿＿

同席者：□有　氏名＿＿＿＿＿＿＿＿＿＿
　　　　□無

図⑱　抜歯同意書

歯科小手術　実践編

口腔外科 02

埋伏歯抜歯

鬼澤勝弘[1]　Katsuhiro ONISAWA　　安居孝純[1]　Takazumi YASUI

1）川崎市立川崎病院　歯科・口腔外科

　抜歯を手際よくスムーズに行うためには、適切な診断、器具の準備および手術手技を覚え、症例に応じた対応を習得することが大切である。そのことにより、焦ることなく安全な抜歯を行うことができる。本項では、埋伏智歯および上顎正中過剰埋伏歯の抜歯手順を、筆者の経験を踏まえて解説させていただきたい。

下顎埋伏智歯抜歯

　埋伏智歯抜歯は、切開に始まり、粘膜骨膜弁の形成、骨削去、歯の分割、ヘーベル操作、縫合まで、軟組織および硬組織の基本的な手術手技がぎっしり詰まった手術である。

1．難渋する下顎埋伏智歯抜歯症例とは？

　簡単に抜歯できると思っていたのに、やってみると"予想外にたいへんだった"。そんな経験をされたことはあるだろうか。事前に症例の難易度を予測し、手順だけでなく難所とその対応方法をシミュレーションしておくことが大切である。これらの診断には、やはり画像診断が重要であるが、最近はパノラマX線写真やデンタルX線写真に加え、CTを撮影することも多くなり、情報量は格段に増加している。得られた画像情報から、埋伏歯の方向や形態、位置関係を三次元的にイメージすることが重要である。

　また、画像診断だけでなく、体格や開口量、頬粘膜の伸びなども観察しておく必要がある。下顎埋伏智歯抜歯の難易度表を**表1**に示す。難しい項目が複数ある場合には、入門者は抜歯を控えたほうがよい。抜歯上級者でも、自分の経験と技量に

表❶　下顎埋伏智歯抜歯難易度表

		入門 ➡	難しい
画像所見	・埋伏歯の垂直的位置	浅	深（図1）
	・下顎枝の前後的な位置（智歯に対して）	後方	前方（図2）
	・智歯歯冠と第2大臼歯の重なり	重なりなし	重なり大（図3）
	・智歯歯冠の遠心傾斜	弱	強（図4）
	・歯根の数	単根	複数根（図5）
	・歯根形態	短、先細、湾曲などなし	長、肥大（図6）、湾曲あり（図7）
	・下顎管との距離	離れている	近接（図8）
患者因子	・体格	細	太
	・口唇・頬粘膜の伸展	良好	不良
	・舌の大きさ	小	大
	・開口障害	なし	あり
環境因子	・介助者の有無	なし	あり
	・介助者の熟練度	高い	低い
	・セット器材の準備（図9）	あり	なし
	・時間的余裕	あり	なし

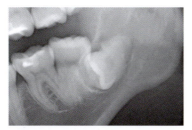
図❶ 深い埋伏歯

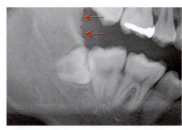
図❷ 下顎枝が智歯に対して前方

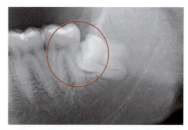
図❸ 智歯歯冠と第2大臼歯の重なり

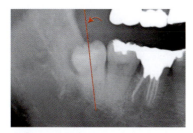
図❹ 遠心傾斜

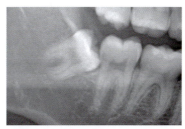
図❺ 歯根が複数根

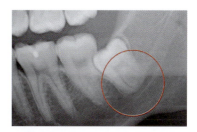
図❻ 肥大根

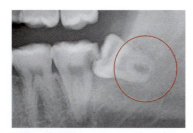
図❼ 湾曲根

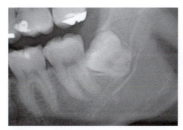
図❽ 下顎管と近接

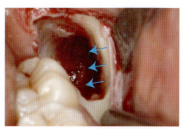

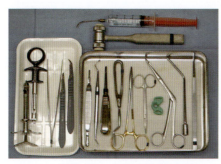

a：左から浸潤麻酔・伝達麻酔用注射器、有鉤攝子、メス（No.15、12）、骨膜剝離子、鋭匙、ヘーベル（B2-C）、骨ヤスリ、持針器、眼科剪刀、バイトブロック、鋭匙鉗子、吸引嘴管、平ノミ、洗浄シリンジ、マレット

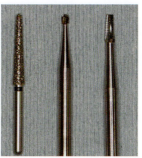

b：左からダイヤモンドポイント、ラウンドバー（カーバイドバー、頭部径014）、フィッシャーバー（カーバイドバー、頭部径016）

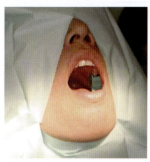

c：滅菌ドレープとバイトブロック

図❾a〜c　抜歯セット

鑑みて、高次機関への紹介を考慮することが望ましい。

2．症例：⑧水平埋伏歯抜歯

抜歯の手順や注意点について、症例を供覧しながら解説する（図10a）。

1）患者説明

抜歯後の合併症として、腫脹、皮下出血、疼痛、知覚鈍麻などについて十分に説明しておく。効率よく説明するために、説明文書および同意書を用意しておくことが望ましい。

2）抜歯器具

当科では、手際よくスムーズに抜歯を行うために、抜歯セットを準備している（図9）。とくに滅菌ドレープとバイトブロックは有用である。滅菌ドレープは、①清潔野の確保、②器械の誤操作による顔面裂傷の防止、③術者と患者の視線の一致を避け、お互いの緊張感を和らげる、などのために使用すべきである。また、バイトブロックは、下顎位の安定と、長時間開口の負担軽減のために有用である。

3）体位

立位で抜歯することを基本としている。患者をチェアーに深く座らせ、チェアーの背板は約45°傾ける。下顎が挙上しないように安頭台を調節し、下顎の咬合平面が床と平行になるようにする（図10b）。口角にはワセリンなどの軟膏を塗布し、抜歯操作による裂傷や口角炎を予防する。

4）麻酔

麻酔は、伝達麻酔と浸潤麻酔を併用している。伝達麻酔に慣れていない場合には、浸潤麻酔のみでも可能である。

5）切開線

筆者らは、⑦近心の縦切開と歯肉溝切開、遠心切開を加える標準的な切開線を採用している（図10c、d）。縦切開および遠心切開はNo.15メスを用いて、歯肉溝切開はNo.12メスを用いて切開を加える。切開時は、頰粘膜を示指または拇指で固定し、緊張させないとうまく切開することができない。

また、十分に骨膜まで切開を加えないと、粘膜骨膜弁を容易に形成することができない。⑦遠心の歯肉溝切開が不十分な場合には、No.12メスを使用するとよい。遠心切開は、外斜線方向に設定することが重要であり、遠心切開時に頰粘膜を強く牽引し切開すると、意に反して内側を切開していることがある。切開線が内側に逸れると、出血や舌神経損傷のリスクがあるため、注意が必要である（図10e）。遠心切開時の頰粘膜は強く牽引せず、示指での粘膜固定と考えたほうがよい。

6）骨膜剝離

攝子で粘膜骨膜弁を把持しながら、骨膜剝離子の先を骨にあて、骨膜を剝離し、粘膜骨膜弁を翻転する（図10f）。粘膜骨膜弁の形成範囲（術野の展開）が不十分だと視野が悪く、すべての手技に支障を来たすこととなる。切開が不十分なため剝離できない場合には、無理に剝離を進めようとせずに、切開を追加して剝離する（図10g）。舌側粘膜を鋭匙で保持しておくと、その後の操作が行いやすくなる（図10h）。

7）歯冠周囲の骨削去

歯冠周囲の骨をラウンドバー（カーバイドバー）を用いて削去し、歯冠を明示する（図10h）。この際、歯冠の最大豊隆部を越えるところまで骨を削去する（図10i）。ただし、⑦遠心頰側の骨は、歯周ポケットが生じるのを予防するために、可能なかぎり温存するよう心がける（図10j）。

8）歯冠分割

筆者らは、トルクフルな5倍速エンジン（ダイヤモンドポイント）を用いて歯冠分割を行っている（図10k）。歯冠分割時のバーを挿入する角度は、⑦歯冠の遠心面と平行ではなく、それよりも小さくし、アンダーカットが生じないようにする（図10l）。⑧歯冠が下顎管と近接している症例では、バーを深く入れすぎないよう注意し、バーで完全

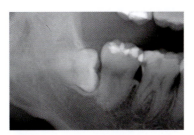

図⓵a　パノラマX線写真

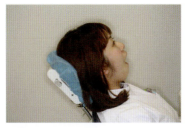

図⓵b　患者をチェアーに深く座らせ、下顎が挙上しないように安頭台を調節し、下顎の咬合平面が床と平行になるようにする

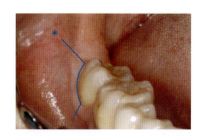

図⓵c　切開線（＊）。縦切開を7̄近心に加え、遠心切開を外斜線方向に設定する

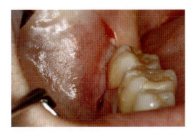

図⓵d　切開後

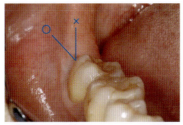

図⓵e　遠心切開の方向は、外斜線方向に設定する。切開線が内側に逸れると、出血や舌神経損傷のリスクがある

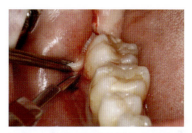

図⓵f　攝子で粘膜骨膜弁を把持しながら、確実に剝離する

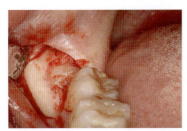

図⓵g　抜歯操作をしやすい術野が得られる、十分な範囲の粘膜骨膜弁を形成する

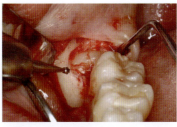

図⓵h　歯冠周囲の骨をラウンドバーを用いて削去し、歯冠を明示する。舌側粘膜を損傷しないように、鋭匙で保持しておく

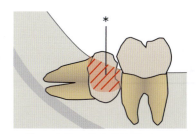

図⓵i　歯冠の最大豊隆部を越えるところまで骨を削去する（＊）

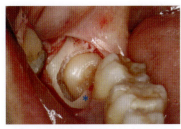

図⓵j　歯冠周囲の骨削去後。ただし、7̄遠心頬側の骨はできるだけ温存する（＊）

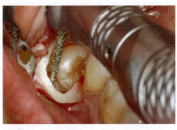

図⓵k　5倍速エンジンを用いた歯冠分割

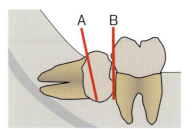

図⓵l　歯冠分割時のバーを挿入する角度（A）は、7̄歯冠遠心面（B）と平行よりも小さくする

02　埋伏歯抜歯

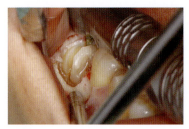

図⑩m 歯冠分割時は介助者に吸引嘴管の先端を頬側に位置づけさせる

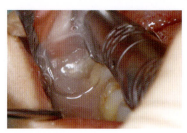

図⑩n 舌側で吸引すると、頬側に水が貯留し視野を妨げる

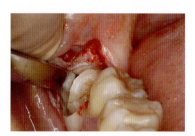

図⑩o 平ノミを挿入し、軽く槌打して分割する

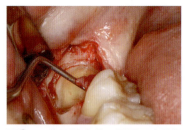

図⑩p 歯冠除去後、周囲の肉芽組織を搔爬する

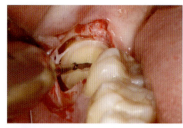

図⑩q ラウンドバーあるいはフィッシャーバーを用いて、歯根分割を行う

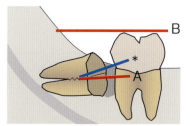

図⑩r 歯根分割ライン（A）は、X線写真の歯根の傾斜と下顎咬合平面（B）との角度を参考にする。歯根方向が水平の場合には、歯根中央よりわずかに上方の位置（＊）から削り始め、バーの先端が分岐部を目指すようにする（青ライン）

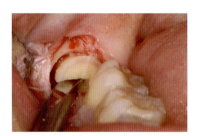

図⑩s ヘーベルを歯根膜腔に挿入し脱臼させ、遠心根より抜去する

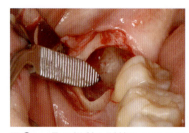

図⑩t 骨の鋭利な断端をヤスリがけする

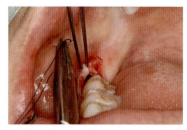

図⑩u フラップ側より、粘膜面に対して直角に針を通し縫合する

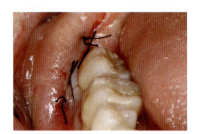

図⑩v 抜歯前の歯肉の状態に戻す

に切断しようとせず、歯冠の底面と舌側に歯質をわずかに残しておく。歯冠分割時は舌側の軟組織を傷つけないように、必要に応じて介助者に鋭匙などを用いて軟組織を排除してもらう。

また、介助者に吸引嘴管の先端を頬側に位置づけさせる（図10m）。舌側で吸引すると、頬側に水が貯留し視野の妨げとなる（図10n）。続いて、バーで分割した部分に平ノミを挿入し、軽く槌打して分割する（図10o）。平ノミは刃の挿入方向

や角度により分割方向が決まることに留意しながら槌打する。槌打する際は、薬指、小指をストッパーとし、介助者にオトガイ下部を支えさせる。平ノミに慣れていない場合や、患者に不安を与える場合にはヘーベルで分割してもよい。

9）掻爬

歯冠除去部周囲（とくに7｜遠心面）の肉芽組織を掻爬する（図10p）。肉芽組織の残存があると、歯根抜去時に思いのほか支障となることがある。

10）歯根分割

歯根が2根以上ある場合には、ラウンドバー（カーバイドバー）あるいはフィッシャーバー（カーバイドバー）を用いて歯根分割を行う（図10q）。歯根分割ラインは、まずX線写真における下顎咬合平面に対する8｜歯根の角度を参考にするとともに、8｜歯冠除去前の咬合面の傾斜角度を記憶しておくことが重要である（図10r）。ただし、歯根方向が水平でハンドピースが7｜と接触し、分割バーの挿入方向を完全に水平にすることができない場合には、歯根中央よりわずかに上方の位置から削り始め、バーの先端が根分岐部方向を目指すようにする（図10r）。実際に、バーで削り溝を入れる深さは根分岐部の1/2程度で十分であり、残りはヘーベルで分割する。盲目的操作や、バーを入れすぎないように注意する。

11）脱臼、抜去

ヘーベルを歯根膜腔に挿入し、脱臼させ、遠心根より抜去する（図10s）。

12）掻爬

抜歯窩周囲の肉芽組織を掻爬する。

13）骨ヤスリ

バーで削去した骨の鋭利な断端を、ヤスリがけする（図10t）。

14）洗浄

骨や歯の削片の残留があると、感染の原因となるため洗浄を行う。とくに、頬側の粘膜骨膜弁の内側に残留しやすいため注意して洗浄する。

15）止血確認

止血が得られているかを確認する。出血している場合には、抜歯窩をよく観察し出血点を見つけ対応する。

16）縫合

4-0絹糸または4-0ソフトナイロンで縫合し、抜歯前の歯肉の状態に戻す（図10u、v）。フラップ側より粘膜面に対して直角に針を通し縫合する。

最後にガーゼを15〜20分程度、咬んでもらい止血を図る。

3．注意すべき症例への対応

埋伏歯抜歯のなかでも、次のような症例には注意が必要である。

1）肥大根の症例（図11）
2）歯根湾曲の症例（図12）
3）遠心傾斜している症例（図13）

4．下顎埋伏智歯抜歯の術後管理

冷罨法は、抜歯後短時間にとどめ、過度に冷やさない。ドライソケットを予防するために、術後数日間は含嗽を制限し、抜歯窩内に血餅を保持させる。ブラッシングは、創哆開を避けるために、創部付近の歯肉には触れないように指導する。

翌日、創部の状態およびオトガイ神経、舌神経領域の知覚異常の有無を確認する。血液が抜歯窩内に過剰に貯留し腫脹が強い場合には、第2大臼歯の遠心縫合部より、探針で創をわずかに開放し血液を排出させる。抜糸は1週間後に行う。

上顎正中過剰埋伏歯抜歯

上顎正中過剰埋伏歯の場合、唇側あるいは口蓋側アプローチのどちらを選択するかの判断が重要である。この点でCTはたいへん優れているが、埋伏歯のおおよその位置については、デンタルX線写真で診断可能である（図14）。一般に、上顎正中過剰埋伏歯は口蓋側に位置していることが多く、口蓋側よりアプローチすることが多い。中間に位置している場合には、埋伏歯の歯冠側よりア

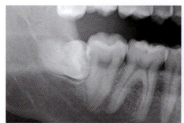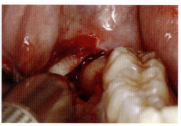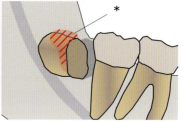

図⓫　肥大根の症例では、歯根膜腔を広げるように歯根周囲の骨（＊）を効率よく削りながらアンダーカットをなくす必要がある。複数根の場合には、あらかじめ歯根分割しておく

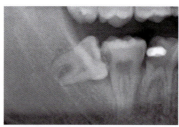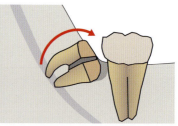

図⓬　歯根が湾曲した症例では、ヘーベルにて脱臼する方向に留意する必要がある。近心に回転するように脱臼させる（矢印）

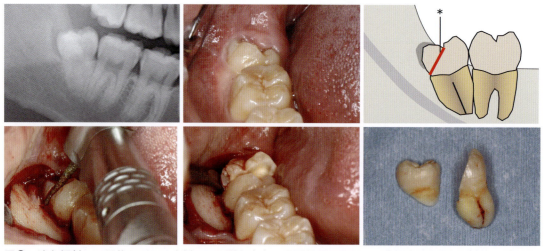

図⓭　遠心傾斜して埋伏している症例では、脱臼方向に下顎枝があるため、歯冠の遠心部を分割し、歯を遠心に脱臼するスペースを確保するとよい（＊：歯冠分割ライン）。2根ある場合には、さらに歯根を2分割すると抜去できる。ただし、下顎管が近接している場合が多いので、ヘーベルを挿入し、回転させた際の疼痛には注意が必要である。あくまでも愛護的な操作が大切である。また、歯冠周囲の骨削除や歯冠分割を行うためには、歯冠遠心を被覆している舌側歯肉を剥離しなければならないが、舌側の組織は非常に疎なため不用意な操作を避ける

プローチする。

　埋伏歯の位置が低位にある症例や唇舌的にまたがっている症例では、高次医療機関への紹介を検討したほうがよいと思われる。また、低年齢児では協力が得られにくく、小児の診療に慣れた医療機関での治療が望ましい。

1．症例

　症例を供覧しながら、上顎正中過剰埋伏歯の抜歯手順について解説する。本症例は、上顎正中に2本の過剰歯が逆性に埋伏しているケースである。両方とも歯冠は口蓋側に位置しているが、右側の過剰埋伏歯は低位で歯根が唇舌的に中央にある

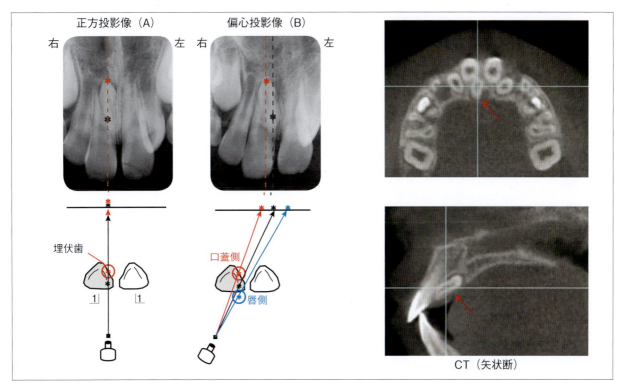

図⑭ 正方投影像（A）と偏心投影像（B）において、過剰埋伏歯と1|歯根との位置関係に着目する。（B）では（A）と比較し、過剰埋伏歯切端（＊）が1|歯根（＊）よりも右側に移動している。埋伏歯が口蓋側に位置しているときは、右側方向へ移動する（赤）。埋伏歯が唇側に位置している場合には、左側へ移動する（青）。CTでは、埋伏歯の解剖学的位置関係がよくわかる

（図15a～c）。

1）切開・剥離

口蓋側からアプローチする場合には、口蓋側歯肉に歯肉溝切開をNo.12メスにて加える（図15d）。このとき、メスの刃先をしっかりと歯冠に沿わせて歯肉溝に入れることが大切である。切開が不十分だと、粘膜骨膜を剥離することができない。剥離は、挫滅しやすい歯間乳頭部から行うのがよい。剥離を進め、鼻口蓋神経血管束を明示し、抜歯に必要な範囲の剥離を行う（図15e）。口蓋の骨面形態と歯肉の厚みを考慮しながら、剥離子を骨面に沿わせて剥離する。

2）骨削去

まず、左側の過剰埋伏歯より抜歯を行う。CT上の切歯孔と歯の位置関係を指標に骨削去起始点を決める（図15f）。探針で埋伏歯の位置を探ると、骨より歯のほうが硬いため歯を触知することができる。永久歯歯冠および乳歯歯根に注意しながら、ラウンドバーにて骨削去し、埋伏歯歯冠を明示する（図15g）。

3）脱臼

ヘーベルにて脱臼し、埋伏歯を抜去する（図15h）。この際、周囲の歯を梃子の支点にしてはならない。多くの症例では歯の分割を必要としないが、唇舌的中央に位置する場合や埋伏の深さ、埋伏方向、歯根形態によっては分割が必要なこともある。右側の過剰埋伏歯は、歯冠が鼻腔側で根尖が唇舌的中央に位置し、歯を抜去する際に骨削去量が大きくなるため分割抜去した（図15i）。

4）掻爬

鋭匙での掻爬は、永久歯に注意する。

5）縫合

直針を用いて歯間乳頭部の縫合を行う（図15j）。

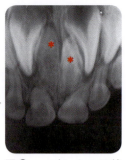

図⓯a デンタルX線写真

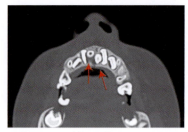

図⓯b CT（水平断）

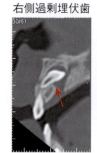

図⓯c CT（クロスセクション画像）

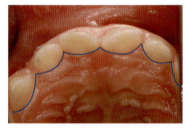

図⓯d C|からC|の遠心まで口蓋側に歯頸部切開を加えた

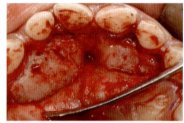

図⓯e 粘膜骨膜弁の形成を行い、鼻口蓋管神経血管束を明示する

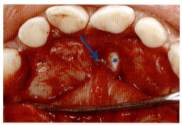

図⓯f CT上の切歯孔と歯の位置関係を指標に骨削去起始点を決める（矢印：切歯孔、＊：埋伏歯歯冠）

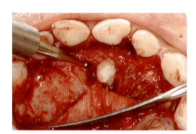

図⓯g 永久歯歯冠および乳歯歯根に注意しながら、ラウンドバーにて骨削去し、埋伏歯歯冠を明示する

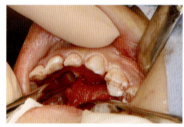

図⓯h ヘーベルにて脱臼し、埋伏歯を抜去する。周囲の歯を梃子の支点にしてはならない。左手示指を、周囲歯肉または歯に触れて、隣在歯に力がかかっていないか確認しながら行う

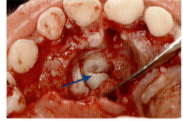

図⓯i 右側過剰埋伏歯の抜歯。多くの症例では歯の分割を必要としないが、埋伏の深さや方向、歯根形態によっては分割を必要とする（矢印）

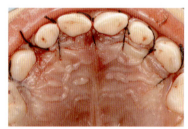

図⓯j 縫合は直針を用いて歯間乳頭部の縫合を行う

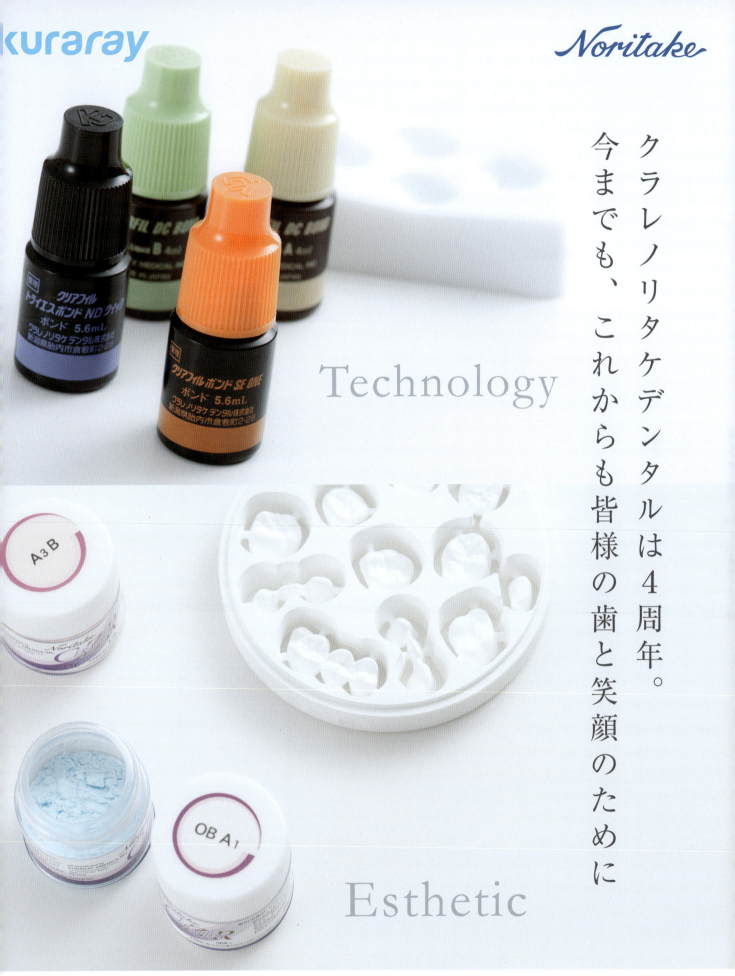

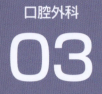

歯科小手術　実践編

口腔外科 03

歯根端切除術、囊胞摘出術

軽部健史[1]　Takeshi KARUBE　　臼田 慎[1]　Shin USUDA　　木津英樹[1]　Hideki KIZU

1) 国家公務員共済組合連合会　立川病院　歯科口腔外科

　通常の根管治療を行っても治癒しない難治性根尖性歯周炎をみることは、日常臨床において少なくない。実際には、根管治療の過程で打診痛や自発痛が続き、歯肉の腫脹を認め、瘻孔や根管からの排膿が止まらないといったことがある。これらによりいつまでも根管充塡ができず、難渋する症例を経験することも多い。また、根尖病巣が大きく、囊胞を形成していて、根管治療では治癒が望めないような場合には抜歯となってしまうケースが多い。

　われわれは、これらの難治性根尖性歯周炎に対し、歯を保存するための外科的救済法として歯根端切除術を考える。

原因

　根尖病巣とは根尖膿瘍、歯根肉芽腫、歯根囊胞に分類されるが、臨床的には境界ははっきりせず区別はつかない。原因は細菌感染によるもので、歯根のどこかに感染源が残っていることによる。そのほとんどが根管にあるが、根管治療をしても治癒を認めない場合は、根尖部の感染歯質（壊死セメント質や感染象牙質）が残っていること、また歯根囊胞そのものが細菌の培地となり感染源となっていることが考えられる。

検査

　デンタルX線写真が最も有効である。もちろんコーンビームCTも立体的な病巣の形態、根管の状態（複数根の場合、どの根管が原因なのか）、および上顎洞・オトガイ孔・下顎管の位置関係を把握できる点で有用である。しかしながら、この手術を受ける患者は、金属冠などの補綴物やメタルコアが入っていることが多く、ハレーションに伴い、不鮮明な像を呈することも多い。鮮鋭度の高いデンタルX線写真では、歯槽硬線、歯根膜空隙および壊死セメント質をみるうえで非常に優れている（図1a〜d）。

適応症と非適応症

　根管治療が可能で、治る見込みがある場合や、未根管充塡部が多い場合には、根管治療を選択する。歯根端切除術は、根管治療が不可能なものや、可能であっても予後不良の可能性が高いものに対して行う。

1．適応症

1) 適切な根管治療を長く続けているが、症状が消失しない、あるいは根管からの排膿が止まらないなど治癒不良である。
2) 適切な根管充塡を行った後に、症状が出現する。
3) 根管が閉鎖や湾曲していたり、メタルコアの除去が困難なため根管治療ができない。
4) 根尖孔の破壊や歯根の炎症性吸収があるため、適切な根管充塡ができない。
5) 根管に穿孔、副根管、内部吸収および外部吸収があるため、根管治療ができない。
6) 根管充塡材が根管外に漏れて感染している。
7) 根尖部に感染歯質（壊死セメント質や感染象

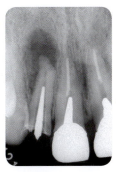
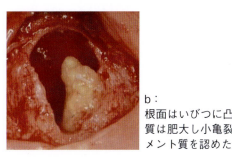

a：
- 根尖は遠心に湾曲、歯根の外形線はややいびつである
- 根管は閉鎖と歯根は軽度肥大している

b：
根面はいびつに凸凹してセメント質は肥大し小亀裂があり、壊死セメント質を認めた

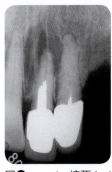
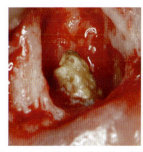

c：
- 根尖病変内の歯根に注目する
- 根尖が膨らんでいる（肥大セメント質）
- 歯根外形線が凸凹して不定形、いびつ、粗造、石灰化像をみる
- 肥大セメント質と歯槽硬線の鑑別、セメント象牙境線に注意

d：
セメント質は肥大し、いびつに凸凹、茶褐色、白濁、石灰化物、小亀裂、軟化がみられ、細菌感染の培地となっていた

図❶ a〜d　壊死セメント質のX線所見と肉眼所見（aとb、cとdがそれぞれ同一症例）

牙質）があり、細菌感染源となっていると思われる。

2．非適応症
1）歯根に広範囲な破折や亀裂がある。
2）歯根に広範囲な感染歯質（壊死セメント質や感染象牙質）がある。
3）根尖病巣が大きく、歯頸部まで骨の吸収があり、歯周ポケットと交通している。

3．適応される歯
1）上顎前歯から第1大臼歯近心根、遠心根（口が小さい場合は困難）。
2）下顎前歯から第1大臼歯近心根（遠心根は困難、逆根充ができず切断のみとなり不確実）。

　前歯部以外では非常に細やかな手術のため、熟練を要するので注意が必要である。また、上下顎第2大臼歯は手術視野が悪いため、意図的再植で対応する例がある。

▎患者への説明

　多くの患者は、何とか歯を残したいと希望して来院する。本来抜歯の適応である場合でも、この手術を強く希望することがみられる。そのため、適応症、非適応症をよく見極め、患者に説明する必要がある。

　デンタルX線写真やCTでも原因がはっきりしないこともある。なかにはフラップを開けて確認しないと原因がわからない場合もあり、そこで予後の推察が初めてできることもある。あらかじめ、そのことも説明しておかなければならない。最終的には、術後1年での治癒の評価が重要である（当科では、最低3年までは予後の経過観察を行っている）。

　ごく稀に、この手術を希望する患者に非歯原性歯痛などの症例が含まれる。手術の際は注意を要することもある。

▎スーパーボンドを応用した歯根端切除術の術式（図2）

1．粘膜切開、剥離（図3）
　粘膜の切開は、円刃刀（15番メス）で行う。切開線は病巣の位置、補綴物や粘膜の厚みで選択を行う。

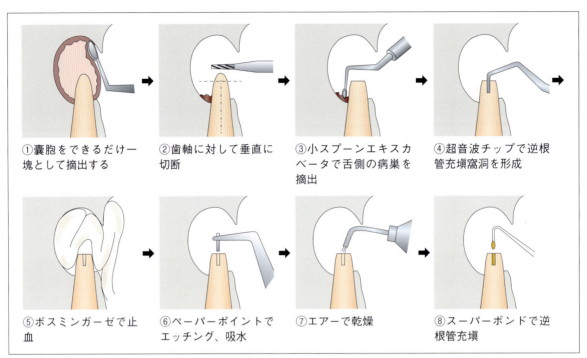

図❷　スーパーボンドを応用した 歯根端切除術の術式

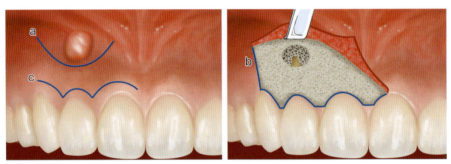

図❸　a：Partsch Ⅱ法、b：Wassmund 変法、c：Ochsenbein 切開

1）Partsch Ⅱ法

病巣が根尖部付近のみで、歯肉が薄く、適合のよい補綴物が装着されている場合は、歯肉退縮を防ぐためこの切開を選択する。

2）Wassmund 変法

病巣が歯頸部近くまで存在したり、天然歯や歯肉が厚く歯肉退縮しない場合に選択する。コツとしては、歯間乳頭部には切開を加えず、約1.5〜2㎜残す。

3）Ochsenbein 切開

病巣が歯頸部近くまで及び、比較的歯肉が薄い場合は、可能なかぎり歯肉退縮を防ぐためにこの切開を選択する。ただし、瘢痕が目立ってしまうこともある。

粘膜骨膜弁の形成は骨膜を愛護的に保存し、剥離、翻転させる。骨が欠損し、骨膜と囊胞が癒着している場合には、注意深く円刃刀で鋭的に切離する。

2．囊胞摘出（根尖病巣の摘出）

探針で骨の菲薄化した部位を探し、根尖を傷つけないようにカーバイドバー・ラウンドバー（松風 JET NO.4）を用いて骨を削去する。囊胞壁を巻き込まないように、少し剥離してからまた追加で骨の削去を行う必要もある。

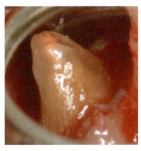 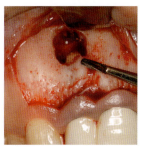 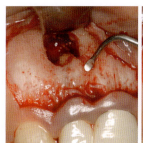 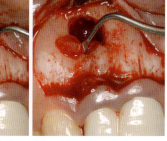

a：根尖破壊がみられた　　b：根尖を歯軸にほぼ垂直に1.5mm切断した　　図❺　歯根の裏側の肉芽や嚢胞を除去

図❹　根尖の切断

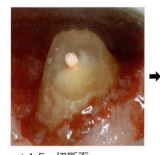 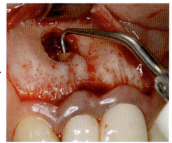 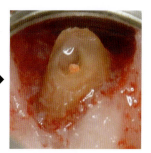

a：1.5mm切断面　　b：ダイヤモンド付超音波チップ　　c：逆根管形成窩洞

図❻　逆根管形成

　根尖病巣や嚢胞は、エキスカベータや鋭匙を用いて、刃のついた面を骨面に当てて一塊として摘出する。マイクロミラーで根管治療不良の原因、根尖の状態（感染歯質の有無）や歯根の破折の有無など、根尖病巣の原因を追究する。

3．根尖の切断（図4）

　原因を取り除くために、横溝のないタイプのカーバイド・フィッシャーバー（松風 JET No.1172）を用いて根尖を切断する。ほとんどが根尖の1.5〜2mmの切断となる。原因のみを取り除けばよいため、無用な切断は象牙質の断面の象牙細管を増やすだけで不要と考えている。切断面に感染部が残っていれば少しずつ追加切除する。

　基本的に、切断は歯軸に垂直に切断するが根尖部に穿孔、側枝や亀裂がある場合はそこを除去するために、斜めに切断することもある。また、臼歯部になると視野や操作性の問題もあり、歯軸に垂直にできないこともある。さらに、切断しなければならない深部の断面（舌側、口蓋側）が、骨と同じレベルの高さとなる場合は、その後の逆根管充填時に血液が流れ込んで切断が困難となってしまうため、逆根管充填後に歯根を垂直に切断することもある。

4．根尖部の掻爬（図5）

　小さなスプーンエキスカベータ（YDM：No.01-513）などで、歯根の裏側に残っている嚢胞や肉芽組織を掻爬・摘出する。その後、再度マイクロミラーで根尖切断面を確認し、根管や根管充填材の状態、感染歯質などの取り残しがないかも確認する。

5．逆根管形成（図6）

　逆根管充填窩洞形成専用の超音波チップ（ダイヤモンド付き超音波チップ：オサダ：ST37-90D、ナカニシ：E32D、オブチュラスパルタン：KIS-1D、スプラソン：S3D）で窩洞形成を行う。マイクロチップの先端の長さは4mmあるので、窩

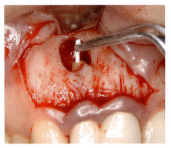 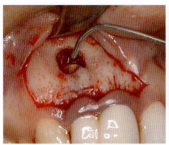 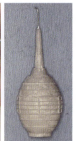

a：ペーパポイントで吸水とグリーンエッチング　　b：改良したカメラレンズスプレーで乾燥

図❼ a、b　止血、乾燥

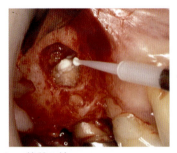 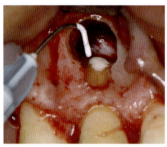 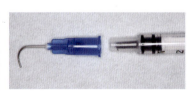

a：筆積み法　　b：シリンジ注入法　　c：23Gフラットエンド針の先端を曲げておく。1 mLシリンジ（Ciメディカル）。シリンジのゴムの先端が尖っていてエアーが入りにくい

図❽ a〜c　逆根管充塡

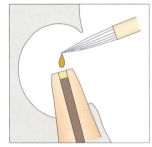 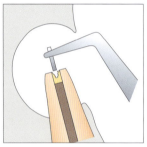 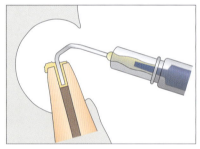

a：筆積み法。深さ1.5 mm　　b：ペーパーポイント法。深さ2〜3 mm　　c：シリンジ注入法。深さ4〜5 mm

図❾ a〜c　逆根管形成、充塡のバリエーション

洞形成の深さは最大4 mmまで形成できる。

6．止血、乾燥（図7）

ボスミン液を浸したガーゼで、骨腔内に詰めて約5分間止血する。その後、生理食塩水で洗浄し、4 mmの長さで切断したペーパーポイントで窩洞内を吸水、表面処理剤グリーンでエッチング、洗浄、吸水、エアーで乾燥する。

7．逆根管充塡（図8）

窩洞内にスーパーボンドの液を一層塗っておき、ぬれをよくする。その後に、スーパーボンド・ラジオペークとクイック液を用いて、筆積み法、あるいは混和注入法で逆根管充塡を行う。約10分後、完全硬化を確認してから一層削去することで、未重合層を除去できる。また、最終的に切断面が歯軸と垂直になるように、修正切断する。

■逆根管形成、充塡のバリエーション（図9）

逆根管窩洞形成の深さによって、逆根管充塡法にバリエーションがある。深さが1.5 mm程度であ

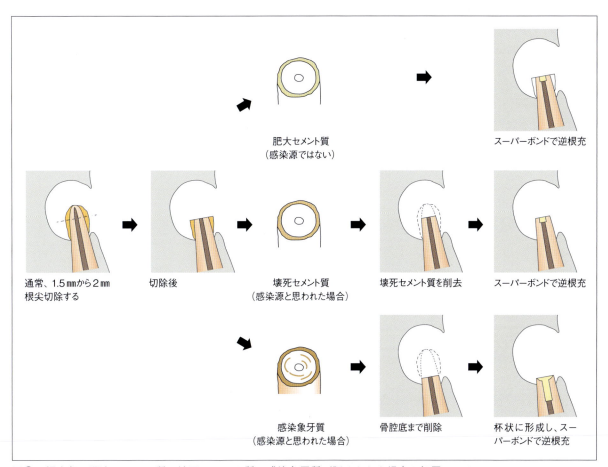

図❿　根尖部に肥大セメント質、壊死セメント質、感染象牙質が認められた場合の処置

れば通常の筆積み法、深さが2〜3mmであれば筆積み法を行った後に、液に浸したペーパーポイントで深部にスーパーボンドを押し込むようにし、さらにその上に筆積みを行い、何回か押し込むようにする。コツとして、筆積みはやや液を多めで行うとよい。深さが4mmであれば、図8のシリンジを用いて、混和したスーパーボンド（粉：小カップ2/3、液4滴）をエアーが入らないように吸引し、逆根管充填窩洞の底部に針を挿入し、注入しながらゆっくりと針を引き抜く。

根尖部に肥大セメント質、壊死セメント質や感染象牙質が認められた場合の処置は、図10のように根尖の切断や逆根管形成窩洞の形を変える。

8．閉創

5-0ソフトナイロン（ジーシー：ソフトレッチPA糸5-0角針1/2）で閉創。瘻孔部は、鋭匙で軽く搔爬しておく。

●

歯根端切除術においてよりよい治療成果を得るために、デンタルX線写真の読影・診断、逆根管充填材などの材料や器具、術式などを検討してきた。全症例のプロトコールを資料として残し、失敗症例の検討を行うことでよりよい手術を行い、今後も患者のために1本の歯の保存にこだわっていきたい。

（謝辞）
稿を終えるにあたり、歯根端切除術の診査・診断、術式などについての御助言、御指導を賜りました、立川病院歯科口腔外科の前部長である笠崎安則先生に深謝致します。

【参考文献】
1) 笠崎安則：難治性根尖性歯周炎への対応① 歯根端切除術による救済. 歯の長期保存の臨床, 私はこうして歯を守る！, デンタルダイヤモンド増刊号, 32（6）, 2013.

口腔外科 04

膿瘍切開

宮下英高 Hidetaka MIYASHITA
慶應義塾大学医学部　歯科・口腔外科学教室

膿瘍切開における一般的な注意事項

1．感染源の特定

　感染源を特定する。デンタルX線写真に追加して、パノラマX線写真を撮影し、病変の範囲を確認する。同時に、解剖学的重要構造物との関係を把握し、切開排膿処置時の不用意な神経血管損傷を避ける必要がある。

2．全身的な既往歴および常用薬の確認

　全身的な既往歴と常用薬を確認し、担当医師に対診する。脳血管障害や心疾患などで抗凝固薬や抗血小板薬を服用している場合は、観血処置時に止血困難となる可能性がある。ステロイド服用や糖尿病が既往にある場合は、重症化しやすいことを念頭におき対応する。

3．原因菌の特定

　細菌培養検査が実施可能であれば、抗生剤開始前に検体を採取することで、より原因菌の特定がしやすくなる。推定される原因菌にスペクトルがある抗生剤を選択する。

4．炎症範囲の特定

　開口障害、嚥下時痛、および頸部腫脹を認める場合は、隙に炎症が波及している可能性が高く、必要に応じて専門機関に紹介する（図1）。

　開口障害や嚥下時痛は、咀嚼筋隙や側咽頭隙に炎症が波及しているサインである。炎症が隙に波及すると重症化しやすく、入院治療が適応になる場合もある。

膿瘍切開の手順

1．切開排膿術が実施可能か判断する

1）波動を触れる

　触診にて波動を触れる部位を切開することで、排膿路が確保できる。

2）試験穿刺にて膿瘍腔を確認する

　骨膜下膿瘍や深部膿瘍は、波動を確認しにくい場合がある。その際は、後述の浸潤麻酔後に太めの注射針（18G注射針）を用い、吸引しながら針を進める試験穿刺で膿瘍腔を確認する。穿刺方向より膿瘍腔の位置（方向、深さ）を特定できる（図2）。

　上記いずれかの方法を用いて膿瘍を確認した後に、切開術を実施する。

2．浸潤麻酔

　切開部位の粘膜と膿瘍腔の間、および膿瘍腔周囲に浸潤麻酔する。膿瘍腔に直接麻酔液を注入しない。炎症巣はpHが低下しており、浸潤麻酔の効果が得にくい場合は、処置中に適宜浸潤麻酔を追加する。

3．切開

　重要神経および血管の走行に注意し、膿瘍に最短距離で到達可能な部位を切開する。粘膜下膿瘍であれば粘膜切開のみで膿瘍腔は開放されるが、骨膜下膿瘍の場合は、骨膜まで切開する必要がある。口腔内から切開する際は、メスの動きが口角により制限され、刃先が膿瘍腔に対し過度に斜めに向かってしまうことがある。オトガイ神経や大

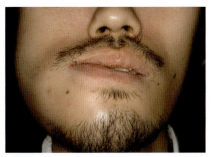

図❶ 頬部〜頸部蜂窩織炎

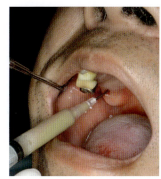

図❷ 抜歯後の上顎洞炎に対する穿刺吸引
穿刺方向より、膿瘍の位置（方向、深さ）を確認できる

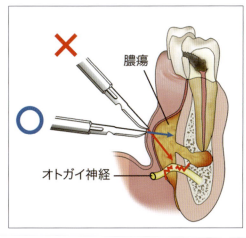

図❸ 膿瘍切開におけるメスの方向
同じ切開位置でも、角度によって深部組織を損傷する可能性がある

口蓋動脈などの重要神経、血管が近接する場合、粘膜切開部位は適切な位置でも、メスの方向を誤ると骨膜下で神経、血管損傷の可能性があり、注意が必要である（図3）。深部の膿瘍の場合は、粘膜下組織は止血鉗子（曲のモスキート、ペアンなど）で鈍的に剝離し、膿瘍腔に到達する。

4．洗浄、ドレーン留置

膿瘍腔を開放して排膿を確認後、生理食塩水で可及的に洗浄し、ガーゼやラテックス、およびシリコーン製のドレーンを留置する。ドレーンの先端を、膿瘍腔に確実に挿入することが重要である。ドレーンの一端を粘膜と縫合すると、脱離や迷入の防止となる。

5．止血確認と抗生剤および鎮痛剤の内服

処置後に麻酔が切れると反応性の痛みを生じることがあるため、早めに鎮痛剤を服用してもらう。予測される起炎菌にスペクトルがある抗生剤を内服してもらう。

上顎処置時の注意点

1．唇側および頬側

前歯根尖部で骨膜下膿瘍を切開する際は、梨状孔の位置に注意する。犬歯窩を過度に頭側へ追及すると、眼下窩神経の損傷の可能性がある。臼歯部は処置時に注意すべき神経、および血管はない。しかし、膿瘍が歯肉境移行部を越えて頬部の組織隙にある場合は、耳下腺乳頭の位置確認が必要である。頬部膿瘍への切開は粘膜のみに留め、止血鉗子などで鈍的に膿瘍腔を開放する。

2．口蓋側

口蓋粘膜は厚く、骨膜と強固に結合している。骨膜下膿瘍が多く波動を触れにくい部位である。膿瘍腔の確認のため、試験的穿刺が有用な場合がある。切開する際には、鼻口蓋神経・動・静脈、および大口蓋神経・動・静脈に注意が必要である。

Yuら[1]は、犬歯から第2大臼歯のセメントエ

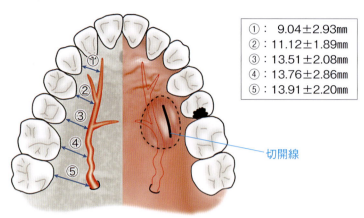

図❹　大口蓋動脈の走行位置

①：9.04±2.93mm
②：11.12±1.89mm
③：13.51±2.08mm
④：13.76±2.86mm
⑤：13.91±2.20mm

切開線

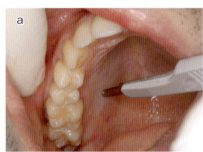
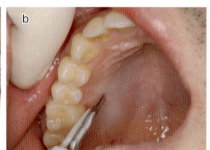

図❺　aではメスは適切な方向に向かっている。一方、bの方向では深部で大口蓋動脈の損傷の可能性がある

ナメル境から大口蓋動脈までの距離を計測し、さらに大口蓋動脈の分枝は図4のパターンが最も多かったと報告している。亜型も存在し注意は必要であるが、切開部位の決定に参考になる。

筆者は、上顎臼歯口蓋側の骨膜下膿瘍に対しては、図4右側に示す切開線を設定している。切開の際は、メスの角度に注意が必要である。口蓋骨の湾曲をイメージして、前後方向に切開することで、動脈損傷を回避する（図5）。

下顎処置時の注意点

1．唇側および頬側

必要に応じてパノラマX線写真を撮影し、オトガイ孔の位置を確認する。炎症の影響で、オトガイ神経支配領域の感覚鈍麻が既に存在する場合がある。処置を実施する前に、下唇およびオトガイ部皮膚の感覚鈍麻がないかを確認し、処置後のトラブルを回避する。オトガイ神経の近くを処置する際は、図3に示したようにメスの方向に注意する。前歯部はオトガイ筋が歯槽隆起に付着している。切開後の出血が多い場合は、同部位からの出血が考えられる。

2．舌側

歯肉境移行部を越えない範囲で処置する場合は安全であるが、可動粘膜下には、血管、神経、唾液腺組織が多く存在し、切開には注意が必要である。智歯周囲膿瘍に対して切開する際は、舌神経が高位に位置していることがあるため、切開は粘膜のみにとどめ、止血鉗子などで鈍的に膿瘍腔を開放する。

⎯6部粘膜下膿瘍の症例（図6〜11）を呈示し、稿を終える。

【参考文献】
1）Yu SK, et al.: Topographical relationship of the greater palatine artery and the palatal spine. Significance for periodontal surgery. J Clin Periodontol, 41: 908-913, 2014.

症例：6̲部粘膜下膿瘍

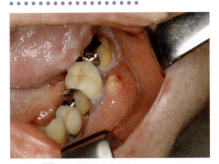

図❻ 6̲部に腫脹を認める

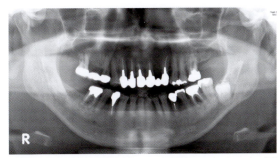

図❼ パノラマＸ線写真では、腫脹部位に一致した6̲根分岐部に病変を認める

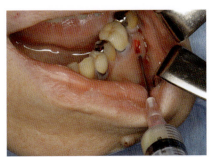

図❽ 浸潤麻酔後、必要に応じて試験穿刺を実施し、膿瘍を確認する

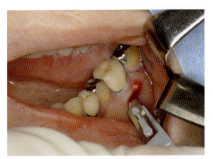

図❾ 試験穿刺にて確認した膿瘍の位置を参考に、メスの方向に注意しながら切開する

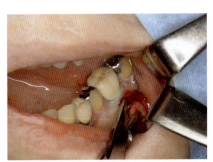

図❿ 止血鉗子（曲のペアン）にて、排膿路を広げる

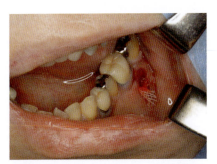

図⓫ 細菌培養検査実施後、生理食塩液で洗浄し、ガーゼドレーンを膿瘍腔に留置する

外傷

山田有佳[1] Yuka YAMADA　　角田和之[1] Kazuyuki TSUNODA
1）慶應義塾大学医学部　歯科・口腔外科学教室

軟組織外傷

軟組織外傷には機械的損傷、化学的損傷、温度的損傷などがある。化学的損傷や温度的損傷については長期的な経過観察が必要な場合もあるので、専門医療機関への紹介受診を推奨する。

本項では物理的刺激（外力）で生じた機械的損傷について述べる。

1．診査

硬組織外傷を合併している場合が多く、X線写真での診査は必ず行う。受傷原因、受傷状態、来院までの経過を把握し、損傷部位が口腔内もしくは顔面皮膚などの口腔外に限局しているか、口腔内外が交通している貫通創であるかを確認する。重要神経・脈管、唾液腺管の損傷を認めた場合、止血後早急に専門医療機関への紹介を検討する。

2．創傷処置

受傷後すみやかに創閉鎖を行うのが望ましい。創閉鎖では目的別に以下の閉鎖法が実施される。

1）一次閉鎖

創を一期的に縫合処置する。早期に治癒し最小の瘢痕で済む。挫滅が僅かで汚染の程度が小さく、組織欠損がない場合に適応となる。

2）二次閉鎖

創を開放創のままドレッシング処置をして肉芽創とし、瘢痕治癒を目指すか、遅延縫合する。深部が十分に洗浄できない刺創、あきらかな感染創、壊死組織などの汚染が著しい創、高度な挫滅創、実質欠損があり創閉鎖が不可能な創、除去不能な異物が存在する創、ヒト・動物などの咬創、時間が経過している創などに適応となる。長期的な経過観察・追加治療や特殊なドレッシング材を使用する場合があるので、専門医療機関への紹介が望ましい。

①消毒、洗浄

創周囲の皮膚、粘膜は消毒液で消毒し、創内部は滅菌生食水で洗い流す。創周囲の消毒後、周囲浸潤麻酔を行ってから創内部の洗浄を行うと苦痛が少なく、止血効果も期待できる。

②止血処置

まずは一時止血を行う。静脈性出血、実質性（毛細管性）出血では滅菌ガーゼ圧迫を行う。動脈性出血では出血部位を確認し、出血点もしくは出血点の中枢側を圧迫する。エピネフリン含有局所麻酔薬の注射や1,000〜3,000倍希釈のエピネフリンを含んだガーゼでの圧迫もより有効である。

出血量が減少した後に永久止血法として電気メスでの凝固、血管結紮、創縁縫合の処置に移る。

③汚染創の処置

創の汚染や異物（砂、土、ガラス片など）が認められる場合は、浸潤麻酔後に創の異物を滅菌生食水とブラシを用いて徹底的に除去する。創辺縁の汚染が著しい場合や壊死組織が存在する場合はデブリードマンを行う。異物確認のためにデンタルX線写真撮影は有効である。

④縫合処置

受傷後6〜8時間以内に十分な創の洗浄ができればそのまま縫合閉鎖し、受傷後12〜24時間以

上経過している場合は、創縁の新鮮化を図って可能な範囲で閉創する。深い創傷の場合は「深部縫合→口腔粘膜」の順番で縫合し、貫通創の場合は「口腔内→真皮→皮膚」の順番で行う。真皮縫合や皮下縫合には、モノフィラメント吸収糸（Dexon®、PDS®、Maxon®）もしくはモノフィラメントナイロン糸を、皮膚縫合には5-0、6-0程度のモノフィラメントナイロン糸を用いることが望ましい。感染創、死腔が生ずると予想される場合はドレーンを留置する。

⑤ドレッシング

創の状態、処置内容に応じて、創傷治癒を考慮して湿性・乾性ドレッシングを適応する。テープ固定を行う場合は、創に緊張がかからないように注意する。

⑥感染対策、感染予防

非感染創での、3日間を超える予防的抗菌薬投与は推奨されていない。屋外での受傷で土壌汚染の可能性がある場合は、破傷風トキソイドおよび破傷風ヒト免疫グロブリンの投与を考慮する。

硬組織外傷

今回は歯の外傷を中心に述べるが、診察時に顎骨骨折の確認は必ず行う。顎骨骨折では開閉口路や咬合の偏位を認めることが多いが、骨片偏位が小さい骨折、上顎骨骨折、亀裂のみの場合、偏位を認めないことがあるのでパノラマX線写真撮影は必ず行う。骨折を認める、もしくは疑われる場合は専門医療機関へ紹介する。

1．歯冠破折

1）不完全破折（亀裂）

冷水痛がある場合には、エナメル質表面をレジンコーティングして経過観察を行う。

2）露髄を伴わない歯冠破折

合併症は起こらないことが多いが、脱臼や震盪を合併している場合は、露出している象牙細管から細菌が侵入し歯髄の治癒が阻害される可能性があり、すみやかに露出象牙質を被覆する。修復方法は、破折片を接着するなどさまざまある。重度の場合は、髄角部付近歯質の間接覆髄を行ってから修復する。

3）露髄を伴う歯冠破折

①歯根未完成歯および新鮮な露髄（受傷後、概ね24時間以内）の場合

直接覆髄法、部分生活断髄法、生活断髄法を行うが、疼痛の程度によっては抜髄も検討される。

②露髄面が陳旧性である場合

抜髄または根管治療を実施する。

2．歯根破折

1）歯根破折

攝子で歯の動揺度を検査する。X線写真で破折線が不明瞭なことや、歯冠側破折片と根尖側破折片が分離していない場合もある。

すみやかに歯冠側破折片を元の位置に整復し、隣在歯を固定源として2～3ヵ月間堅固に固定する。歯髄壊死の徴候が現れた場合に根管治療を行うが、歯冠側破折片の歯髄だけに処置をとどめる（ルートアペキシフィケーション）。歯髄処置後に根尖側破折片を外科的に除去するという意見もあるが、乳歯の場合は、感染が生じないかぎり自然吸収を待機する。1、2、3、6、12ヵ月後を目安に経過観察する。受傷時の歯根形成段階と歯冠側破折片の転位の程度が予後因子と考えられる。

2）歯冠・歯根破折

破折が歯肉縁下深部に及ぶ場合は、歯の保存が困難になる。歯冠歯根比が保たれる場合は、矯正的挺出や意図的再植も選択肢になる。

3．脱臼

1）震盪

歯の転位はなく、生理的範囲内の動揺を認める。X線写真で異常は認められないが、打診への反応がある。

初診時には所見が現れないことがあるが、歯髄壊死が起きる可能性はあるので、患者によく説明

し経過観察を行う。1、3ヵ月後を目安に確認し、1年間は経過観察するのが望ましい。

■永久歯：根未完成歯での合併症は稀だが、根完成歯では歯髄壊死することがある。若年者では自然治癒する可能性もあるので、まずは経過観察を行う。歯の変色の悪化、根尖病巣、打診痛の継続を認めたら、歯髄壊死と判断し根管治療を行う。

■乳歯：変色が生じた場合でも、自然軽減や歯髄腔の閉鎖が生じることがあるので、まずは経過観察する。

2）亜脱臼

歯の転位はないが、生理的範囲以上の動揺を認め、歯肉溝からの出血を認める場合がある。X線写真では異常を認めないことがある。

通常固定は必要ないが、咬合調整を行っても咀嚼時に疼痛がある場合には、10〜14日間固定する。当科では、動揺の大きさによって、スーパーボンド®（サンメディカル）のみで固定する場合と、ワイヤー固定にする場合がある。1、3、6ヵ月後に予後を確認し、1年間は経過観察するのが望ましい。歯髄壊死の兆候が現れた場合に根管治療を行う。

3）側方性脱臼・挺出性脱臼

歯軸方向以外（側方性）もしくは切端方向（挺出性）への転位を認める。側方性脱臼では歯槽骨骨折の合併が多い。受傷時の歯根の形成段階が予後因子と考えられている。

整復し、10〜14日間固定する。多くはワイヤー固定を用いる。1、3ヵ月後に予後を確認し、1年間は経過観察するのが望ましい。歯髄壊死の兆候が現れたら根管治療を行う。根尖孔が1mm以上開いている根未完成歯は歯髄生活力が高く、安易に根管治療をせず経過観察する。

■永久歯：すみやかに歯を正しい位置に整復し固定する。

■乳歯：重度の外傷もしくは交換期が近い歯でなければ、整復し治癒を期待する。とくに前歯部の被蓋関係の異常を認める場合は整復を行うが、後継永久歯に影響しないように慎重に行う。

4）陥入

根尖方向への転位のことで、歯が短くなった、もしくは脱落したように見える。X線写真では歯根膜腔の連続性がないように見える。受傷時の歯根の形成段階が予後因子と考えられている。1、2、3、6、12ヵ月後を目安に経過観察する。

■永久歯：根完成歯では整復後4〜6週間固定する。歯髄壊死がほぼ確実に起こり、歯根吸収の頻度は高い。固定開始から10日以後に予防的根管治療を行う。根未完成歯では歯髄の治癒力と自然再萌出を期待し、経過観察する。歯髄壊死の兆候が現れたら根管治療を行う。

■乳歯：歯髄の治癒力と自然再萌出を期待するが、著しい転位を認め、形成中の後継永久歯を障害すると予想される場合は抜歯も検討される。後継永久歯歯槽硬線との位置関係の判定が必要不可欠である。

5）完全脱臼（脱落）

すみやかに歯を元の位置に整復し、安静を保つ必要がある。ただし再植が禁忌の場合（表1）があり、乳歯では再植処置によって発育中の後継永久歯が損傷される危険性がある場合は再植しない。固定期間は10〜14日間である。

根完成歯は歯髄の生存が期待できないので、再植後10日以後に予防的根管治療を行う。1、2、3、6、12ヵ月後を目安に経過観察し、3〜4年は経過観察するのが望ましい。

予後因子としては、受傷時の歯根形成段階、歯根膜の損傷程度、脱落歯が歯槽骨外におかれていた条件と時間、保存用溶液使用の有無などである。脱落永久歯では、60分以上乾燥状態であると予後不良とされている。もし歯をただちに再植できないときには、保存用溶液（表2）に保存する、もしくは、口腔内に保持させて受診させるように指示する。6時間程度は歯根膜組織障害を抑えるこ

表❶ ガイドライン[1]で歯の再植が禁忌とされているケース

- 免疫不全な状態
- 重度の先天性心奇形
- 重度のコントロールがされていない痙攣発作
- 重度の心身障害
- 重度のコントロールされていない糖尿病
- 歯槽の状態が健全でない場合（感染があるなど）

表❷ ガイドライン[1]で推奨する保存用溶液

- 移植臓器輸送用溶液（Viaspan®など）
- 細胞培養用培地（Hank's Balanced Salt Solution®、歯の保存液など）
- 冷たいミルク（ロングライフミルクや低脂肪乳を除く）
- 生理食塩水

とが可能とされている。乾燥状態が60分以上の場合は、死滅した歯根膜組織を除去し、口腔外で根管治療を行い4週間固定するという意見、根未完成歯は再植するべきではないという意見がある。

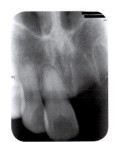

図❶ 初診時デンタルX線写真。1|の歯根膜空隙は拡大している

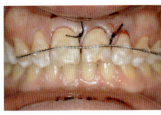

図❷ 脱臼歯は牛乳で保存されており、受傷約4時間後に整復固定され、約2週間後に固定除去した

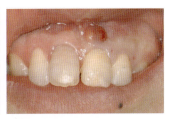

図❸ 受傷2ヵ月後

4．外傷歯の固定の実際

整復位置は切端の位置、咬合関係、歯肉マージンを参考に決める。当科では、ツイストワイヤーを歯列に合わせて屈曲し、スーパーボンド®で固定する。

過度の咬合力を加えないことや、固定中の根管治療が必要になることがあるため、ワイヤーは唇側に置く。外傷の程度が軽い場合はスプリントの使用も検討される。

隣在歯に固定源を求められない場合は、他の歯に固定源を求めるのでワイヤーの長さに十分注意する。

■乳歯の場合：非協力児の場合、処置が困難になり、被蓋・咬合関係が悪くなければ厳重な経過観察となることがある。その場合は、受傷歯の早期脱落、後継永久歯の叢生、矯正治療の可能性について説明する。ワイヤーやレジンでの固定が困難な状況であれば、外傷歯を8の字に縫合固定するのも有効である。

5．症例（図1〜3）

患者は37歳、男性。自転車で転倒し、1|は亜脱臼、|1 2は脱臼を認めた。

1|は変色を認めたが、電気歯髄診では高閾値で反応を認め、受傷3ヵ月後に閾値は正常化した。|1も生活反応を認めていたが、受傷2ヵ月後に|1根尖部に膿瘍を認めた。その後根管治療は奏効し、歯根吸収も認めていない。

6．歯の外傷に伴う歯槽骨骨折

2歯以上の歯が同時に動き、歯肉裂傷の合併が多い。X線写真で骨折線の判別は困難である。

まず骨片を元の位置に戻し軟組織を縫合する。ワイヤーとレジンによる歯列固定を6週間行う。腐骨が生じると6週以後も歯肉に発赤・腫脹が残り、歯周膿瘍が見られる。また、固定中に歯髄壊死を認めた場合は根管治療をただちに行う。

●

外傷は迅速な処置が良好な予後に繋がるので、初期治療が重要である。歯の外傷に関しては歯根吸収、脱落、歯列不正が生じる可能性があるので、長期的な経過観察も重要である。

【参考文献】
1) 日本外傷歯学会：歯の外傷治療ガイドライン．平成24年10月改訂版．
2) 日本口腔外科学会，日本口腔顎顔面外傷学会：口腔顎顔面外傷 診療ガイドライン．2015年改訂版．

口腔外科 06

軟組織の手術

吉武桃子[1] Momoko YOSHITAKE　　村岡 渡[1] Wataru MURAOKA

1) 川崎市立井田病院　歯科口腔外科

粘液嚢胞

　唾液の流出障害や停滞・溢出によって生じる唾液腺貯留嚢胞で、粘膜下の小唾液腺に生じるものが多く、粘液瘤（mucocele：ムコツェレ）と呼ばれる（図1）。口底部に生じた大きな粘液嚢胞はガマ腫（ranula：ラヌーラ）と呼ばれ（図2）、大唾液腺の舌下腺に由来する。これらは、外傷や炎症による導管、ないしは腺房の損傷によって生じると考えられている。

1. 粘液瘤（mucocele）
1) 診察・検査・診断

　発生部位は、誤咬の起こりやすい下唇に多く、その他、頬粘膜、舌、口底などにも発生する。舌では下顎前歯部の刺激により舌下面の前舌腺（Blandin-Nuhn腺）での発生が多く、Blandin-Nuhn嚢胞とも呼ばれる（図3）。

　大きさは5mm前後が大半で、1cmを超えるものは少ない。肉眼的には半球状の軟らかい腫瘤で、典型的なものはゼリー状の半透明な色調を呈している。とくに、下唇や舌下面に生じたものは自壊や再発を繰り返すことが多い。ときには乳頭腫状に上皮が角化増生して、嚢胞の所見を呈さないこともある。

　最終診断は、摘出物の病理診断によって確定するが、暗赤色や赤色の場合には血管腫やリンパ管腫などの脈管性病変との鑑別が必要となる。舌下面の粘液瘤は、舌静脈の静脈瘤と区別を要する場合がある。

2) 患者説明

- 口腔粘膜を誤咬することで、唾液を分泌する小唾液腺が損傷し、唾液が粘膜下に貯留してしまうためにできた袋状のできものである。
- いったん潰れても、再び唾液が貯まることで大きくなる。
- 摘出手術を行うときは、嚢胞が最も膨隆した時期に行うのが最適である。
- 一度摘出しても再発する可能性があり、とくに舌下面に生じたものはその確率が高い。
- 稀に術後に創部周囲のしびれが生じる可能性がある。とくに、Blandin-Nuhn嚢胞では術後に舌尖部のしびれが生じることがある（図4）。

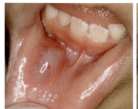
図❶　下唇粘液嚢胞

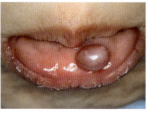
図❷　ガマ腫

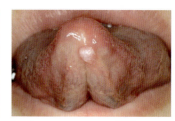
図❸　Blandin-Nuhn嚢胞

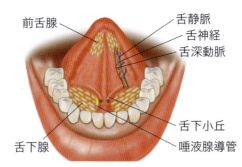

図❹ 注意すべき解剖

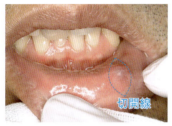

a：嚢胞全体を包むように、紡錘形の切開線を設定する

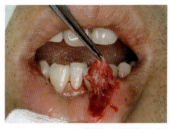

b：モスキート鉗子で嚢胞を把持し、メスや剝離剪刀で丁寧に剝離する

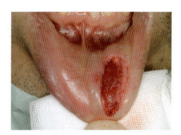

c：摘出後は、下面に筋層が明示される

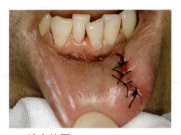

d：縫合終了

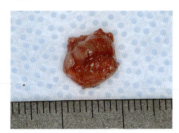

e：摘出した唾液瘤

図❺ a～e　下唇粘液瘤摘出術

2．ガマ腫（ranula）

1）診察・検査・診断

ガマ腫（図2）は、健常粘膜に覆われた青紫色透明のドーム状腫脹を呈し、感染を伴わなければ無痛性で波動を触れる。大きさは小指頭大から鶏卵大までさまざまで、通常片側性だが正中線を越えて反対側に張り出すものもある。また、舌の動きが制限されると、言語障害を来すこともある。破れると粘稠性の高い透明な内容液が流出し縮小するが、その後再燃することが多い。

治療法は、開窓術と摘出術があるが、腫脹を伴う他疾患との鑑別診断を要するため、専門医療機関へ紹介することが推奨される（今回、ガマ腫の術式は省略する）。

3．下唇粘液瘤摘出術

1）器具器材

浸潤麻酔、ミラー、無鉤・有鉤ピンセット、（Chalazionクランプ）、モスキート鉗子、No.15メス（またはNo.11メス）、剝離剪刀、ヘガール持針器、4-0絹糸、丸針、眼科剪刀

2）術式（図5）

①比較的小さい場合（5mm程度）や自壊を繰り返して瘢痕様になっている場合は、嚢胞全体を含むように、口唇紋に平行（縦）に紡錘形の粘膜切開線を設定する。

②嚢胞周囲に浸潤麻酔を行う。

③術者が切開しやすいように、介助者が母指と示指で下唇を外転させて粘膜を緊張させる

（Chalazionクランプを用いる方法もある）。No.15メスを用いて粘膜のみを切開する（小さな粘液瘤では、No.11メスも有用である）。

④モスキート鉗子で紡錘形に切開した粘膜上皮を把持して牽引し、メスや剝離剪刀で囊胞周囲の軟組織を丁寧に剝離して囊胞を全摘出する。出血に際し、不用意に吸引管を用いると囊胞が破水するので、基本的にはガーゼで圧迫止血する。囊胞に近接している小唾液腺も同時に摘出し、再発を防止する。摘出後は、下面に筋層が明示される。

⑤口唇を内外側でつまむように創部を圧迫止血した後、粘膜を軽く縫合する。

3）術後管理
- 創部を咬まないように注意してもらう。
- 糸が自然脱落しやすいこと、あきらかな創の哆開や出血がなければ、そのまま様子をみてもよいことを説明しておく。
- 再発を防ぐため、歯列の空隙の有無、上下顎の咬合関係、不適合補綴物など、粘膜に障害を与える可能性があれば治療や調整をしておく。

上唇小帯付着異常（強直症）

1．診察・検査・診断

上唇小帯は、出生時に最も歯槽堤側に付着しており、成長発育の過程で退縮するので、幼児期に付着異常が認められても、あきらかな障害がない限りは経過観察することが多い。上唇小帯異常の障害として、上唇の運動や審美性の障害、正中離開や中切歯の位置異常などが指摘されている。中切歯の生理的正中離開はしばしばみられるが、側切歯の萌出が完了するころには閉鎖することが多い。上唇小帯に付着異常がみられ、犬歯が萌出した後でも、正中離開が残った場合は、矯正治療も踏まえて手術を検討する。

2．患者説明

永久中切歯の正中離開は、側切歯や犬歯の萌出によって改善する可能性があるため、手術の適応時期を判断する必要があることを伝える。

3．上唇小帯切除術（形成術）

1）器具器材

浸潤麻酔、ミラー、有鉤ピンセット、No.15メス（または電気メス）、モスキート鉗子、骨膜剝離子、ヘガール持針器、4-0絹糸、丸針、眼科剪刀

2）術式（図6）

①小帯付着部歯肉側に、切開線を設定する。
②小帯付着部周囲の歯肉から歯肉頬移行部の骨膜上に、浸潤麻酔を十分行う。
③上唇を上方へ牽引し、切除予定の小帯口唇寄りをモスキート鉗子または有鉤ピンセットで把持し、小帯を緊張させる。No.15メス（または電気メス）で、小帯の歯肉側を最深部（歯肉頬移行部）まで切離する。
④創を十分に伸展させるために、創面の粘膜下組織をモスキート鉗子で剝離する。この操作が不十分だと、創が伸展しないだけでなく、縫合の際、緊張がかかり後戻りの原因にもなる。
⑤小帯が腱状（筋状）に切歯間に入り込んでいる場合は、余剰な小帯部を切除する。上唇側の小帯が切離されると、菱型の創ができる。
⑥創に緊張が掛かりすぎないように注意し、一直線に縫合する。

3）術後管理

糸が自然脱落しやすいこと、あきらかな創の哆開や出血がなければ、そのまま様子をみてもよいことを説明しておく。

舌小帯強直症（短縮症）

1．診察・検査・診断

乳児期に舌小帯が舌尖部まで付着していても、成長に伴い付着部が舌下面に後退することが多い。しかし、短縮した舌小帯が舌尖部に強固に付着し、舌の運動が著しく制限された状態の舌小帯強直症では、舌を前方に突出させると舌尖がハート形に

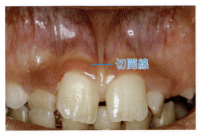 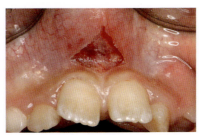 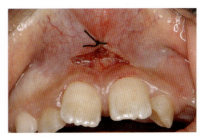

a：小帯周囲への浸潤麻酔を行う　　b：切開後は菱形の創ができる　　c：縫合終了

図❻a〜c　上唇小帯切除術（形成術）

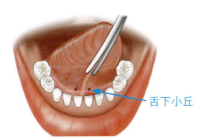 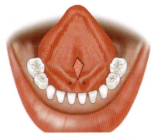 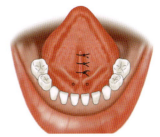

a：唾液腺導管や舌下小丘に注意しながら、モスキート鉗子で舌小帯を把持し、舌の動きを制限する

b：切開後の創面は細長い菱形になる

c：縫合終了

図❼a〜c　舌小帯切除術（形成術）

くびれる。

舌小帯形成術は、協力が得られる4〜5歳以上で実施することが理想的であるが、哺乳障害を認める場合や、乳児期にほとんど舌尖を挙上できない強度の舌小帯強直症では、構音障害（さ、た、ら行）を防ぐために乳幼児期の手術が適応となる。舌尖が口蓋に届かない程度では、まず機能訓練より開始し、5歳以上で歯茎音に構音障害が残存している場合に手術を検討する。

2．患者説明

舌小帯の形成によって舌の可動性は改善するが、術後の一時的な拘縮を認めることもあるため、その後の機能訓練が必要であることを伝える。

3．舌小帯切除術（形成術）

1）器具器材

浸潤麻酔、ミラー、有鈎ピンセット、No.15メス（または電気メス）、モスキート鉗子、剥離剪刀、粘膜剥離子、ヘガール持針器、4-0絹糸、丸針、眼科剪刀

2）術式（図7）

①舌小帯周囲に浸潤麻酔を行う。

②舌小帯の舌付着部側を舌に沿うように、舌下小丘のやや上方までモスキート鉗子で把持し、舌の動きを制限して安定させた状態を保持する。モスキート鉗子をやや上方に引き上げ、常に舌小帯を緊張させながら、No.15メス（または電気メス）でモスキート鉗子に沿うように、舌尖方向から舌下小丘やや上方付近に向けて横切開を加え、唾液腺導管や舌下小丘を損傷しないように注意しながら徐々に切離を行うと、創面は細長い菱型になる（電気メスの場合、電気メスがモスキート鉗子に触れないように注意する）。

③切離後、モスキート鉗子をはずし、舌の前方突出でハート型のくびれが改善されているなど、十分な可動域が得られていることを確認する。不十分な場合は、オトガイ舌筋間の結合組織の切離が不十分であることが考えられるため、追加切除する。

④創の最も広い部位では、縫合の際に緊張が強くなり、後戻りの原因になるので、舌粘膜下組織を剥離剪刀や粘膜剥離子などで十分に切離しておく。

表❶ エプーリスの分類

1. 炎症性エプーリス
・肉芽腫性エプーリス ・線維性エプーリス ・血管腫性エプーリス ・骨形成性エプーリス ・妊娠性エプーリス（※妊娠前期のものは血管増殖に富む肉芽腫性のものが多く、妊娠後期のものは血管腫性のものが多いといわれている。また、分娩後に縮小あるいは自然消失することがあるので、妊娠中は手術を見送り、分娩後に検討することが多い：図8）
2. 腫瘍性エプーリス
・線維腫性エプーリス ・骨線維腫性エプーリス
3. 巨細胞性エプーリス
4. 先天性エプーリス

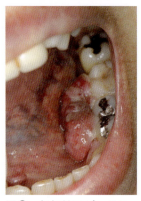

図❽ 妊娠性エプーリス

⑤菱型の中央部より縫合をはじめ、次に上下を縫合する。舌下小丘の近くでは、唾液腺導管開口部を巻き込まないように注意して、1本の線になるように縦縫合する。

3）術後管理

- 術後にすぐに哺乳・構音障害が改善するとは限らないことを保護者に説明し、理解を得ておく。
- 口底を走行する唾液腺導管を誤って一緒に縫合すると、唾液の分泌が障害され、顎下腺の腫脹、疼痛を生じることがある。術後1～2時間で顎下部に腫脹・疼痛を来した場合、唾液腺導管を縫合した可能性が高いので、再度来院してもらい、糸を除去して唾液の流出を確認する。

エプーリス

1．診察・検査・診断

エプーリスとは、歯肉部に生じた良性の限局性腫瘤を総称した臨床的な用語である。炎症や機械的刺激などに対して反応性に生じた歯肉の肉芽組織性腫瘤であり、真の腫瘍は含まない。持続的な局所刺激（プラーク、歯石、歯周疾患、不良補綴物、残根、義歯など）に対して、歯肉結合組織や歯周靱帯から肉芽組織が増殖することによって形成されたものである。

また、女性に多いことから、ホルモンの関与も示唆されている。多くは歯間乳頭部に数mmから数cmの表面平滑な有茎性腫瘤として現れる。表面粘膜は健常色を呈することが多いが、発赤を伴う場合や、咬傷でびらん・潰瘍を形成している場合もある。硬さは弾性軟から骨様硬までさまざまである。発育は緩慢で、疼痛などの自覚症状は通常みられないが、大きくなると歯の傾斜、転位、弛緩、動揺を来すこともある。

有茎基部付近の歯周組織も含めて除去しないと再発するとされ、術前のX線で、歯槽骨が吸収し、歯根膜空隙が拡大しているとわかる場合は、その程度に応じて抜歯を含めた摘出術を考える必要がある。ただし、悪性腫瘍の可能性を常に念頭におく必要があり、とくに転移性腫瘍はエプーリスと極めて類似しているため、基本的にはすべて口腔外科へ紹介することが推奨される。大きなエプーリスでは生検を先行する必要があり、小さな場合も、切除物は必ず病理組織診断に提出する（表1）。

2．患者説明

- 歯根膜由来のものは、歯の温存により再発することがあるので、再発時には再度摘出することや、同時に抜歯を行う可能性があることを説明しておく。
- 再発を防ぐために、十分な口腔ケアが必要である。
- 病理を摘出し、エプーリスでない場合には、追加の治療が必要になる可能性なども説明する。

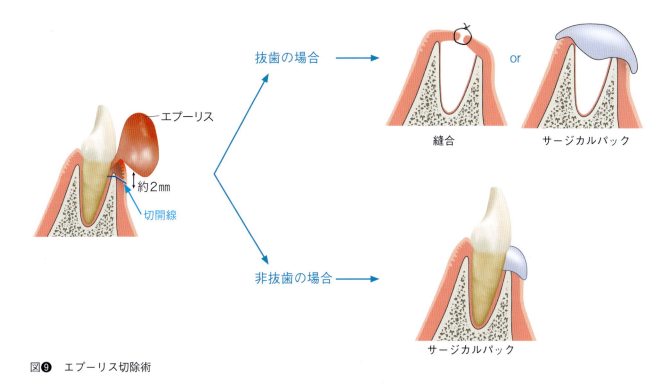

図❾　エプーリス切除術

3．エプーリス切除術
1）器具器材
浸潤麻酔、ミラー、有鉤ピンセット、No.15メス（または電気メス）、骨膜剝離子、（抜歯鉗子、ヘーベル）、ストレートエンジン、ラウンドバー、スケーラー、サージカルパック、ヘガール持針器、4-0絹糸、丸針、眼科剪刀

2）術式（図9）
①エプーリスの有茎性を確認し、その全周に浸潤麻酔を行う。
②エプーリスと健常歯肉の境界から約2mmの正常組織を含んで、切開線を設定する。
③No.15メス（または電気メス）で骨膜を含めて切開する。剝離は骨膜剝離子を用いて骨膜下で行い、エプーリスを一塊として切除する（原因と思われる歯が動揺している、あるいは歯槽骨の吸収がみられる場合は、原因歯の抜歯とともに切除を行う）。
④病変の残存する可能性がある露出した歯槽骨面は、注水下でラウンドバーを用いて表層を一層削除する。また、歯を保存する場合には、原因歯の歯周靱帯や歯根膜を除去するために、露出根面のスケーリング、ルートプレーニングを行う。
⑤粘膜骨膜弁による縫合閉鎖が不可能なときは、骨露出面をサージカルパックで被覆する。

3）術後管理
サージカルパックを使用した場合は、数日後に外して創部を確認する。

【参考文献】
1）古森孝英（編著）：医療従事者のための口腔外科学．永末書店，京都，2006．
2）日本口腔外科学会（編）：イラストでみる口腔外科手術　第2巻．クインテッセンス出版，東京，2011．
3）伊東隆利（編著）：新　スタンダード歯科小手術．デンタルダイヤモンド社，東京，2010．
4）坂下英明，他（編著）：口腔外科治療　失敗回避のためのポイント47．クインテッセンス出版，東京，2012．

口腔外科 07 硬組織の手術

佐藤 仁 Hitoshi SATO
昭和大学歯学部　口腔外科学講座

莇生田整治 Seiji ASODA
慶應義塾大学医学部　歯科・口腔外科学教室

　下顎隆起は、下顎骨の内面に生じる骨隆起で、多くの場合は両側性である。小臼歯部にみられることが多く、境界明瞭な半球状の形態を呈する。下顎隆起のサイズは、若年者では比較的小さく、接触痛などの自覚症状も生じないため、患者はその存在に気づかないことが多い。加齢とともに緩徐に増大していく傾向にあるが、それでもやはり、日常生活に支障を来すことは少ないため、隆起の存在に気づいたとしても放置されることが多い。

　しかし、増大した下顎隆起の表面粘膜は薄く、食物や歯ブラシなどが接触して潰瘍などが生じることや、隆起そのものが舌運動や嚥下の妨げとなることもある。また、義歯の作製にあたって、骨隆起が床粘膜面をリリーフすることが困難なほど大きい場合もあり、そのようなケースでは骨隆起の形成術が必要になることがある。

　骨隆起は下顎隆起だけでなく、口蓋に生じる口蓋隆起や上下顎骨の頬側に生じる骨隆起もあり、補綴前処置としての骨隆起形成術は、重要な手術手技の一つである。

骨（下顎）隆起の診査

　前述のとおり、骨隆起はその多くが境界明瞭な半円形を呈するが（図1）、口腔内から観察できるのは一部であることを忘れてはならない。その一部、ときには大部分が口底粘膜より下方に存在することもあるため、術前にCTを撮影し、下顎隆起のサイズや形状をよく診査する必要がある。

　また、手術によって形成する範囲も必要十分な量でなくてはならないため、CTによる術前評価は慎重に行う。そして、術前に作業用模型を作製し、あらかじめ予想した量だけ骨隆起を削除した状態で、サージカルシーネを作製しておく（図2）。

切開と粘膜骨膜弁の剥離

　下顎隆起の切開線は、一般的に形成する下顎隆起の範囲より遠心端を1〜1.5cmやや後方に設定し、歯槽頂切開あるいは歯頸部切開とする。骨隆起のサイズが左右ともに大きい場合には切開を正中まで延長し、左右の切開線を繋げてもよい。粘

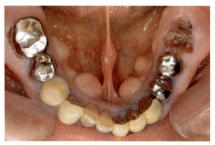

図❶　下顎隆起（咬合面観）。下顎隆起は、境界明瞭な半球状の形態をしている

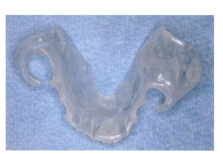

図❷　サージカルシーネ。外面はハードタイプで、内面はソフトタイプの二重構造になっている

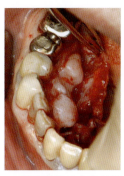 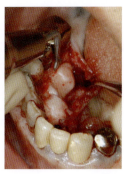 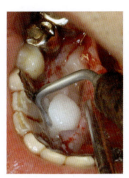 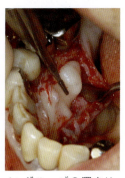

図❸ a〜d 粘膜弁の剥離とグルーブの付与

a：下顎隆起の全容が把握できるまで、十分に粘膜骨膜弁を剥離する
b：グルーブは、歯頸部より2mm程度離れた位置に形成する
c：超音波骨切削機器を用いることで、より低侵襲で安全な処置が可能になる
d：グルーブの深さは、骨隆起の2/3程度までとする

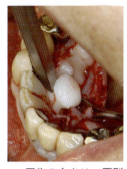 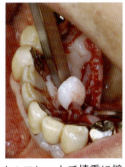 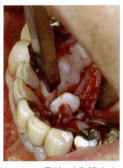 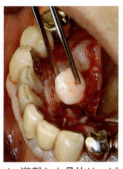

図❹ a〜d 下顎隆起の除去

a：刃先の向きは、原則として舌側に向ける
b：マレットで慎重に槌打しながら、刃先を口底側へ進めていく
c：いつ骨片が分離されてもよいように、常に刃先の尖端の延長線上に粘膜剥離子を置く
d：遊離した骨片は、ピンセットやペアン鉗子などで把持し、すみやかに除去する

膜骨膜弁は、骨膜剥離子を用いて歯間乳頭部から慎重に行う。

続いて、骨隆起の表面粘膜の剥離を行うが、この粘膜は薄く穿孔しやすい。粘膜を穿孔した場合には、術後感染のリスクとなるだけでなく、穿孔した部位が上皮化するまでは術後疼痛も遷延する。そのため、先端の湾曲した粘膜剥離子などを用いた慎重な剥離操作が必要である。剥離は下顎隆起の下面方向に向かって、隆起の全容が目視にて把握できるまで行う（図3a）。

グルーブの付与

歯頸部より2mm以上離れた下顎隆起の基部に、フィッシャーバーなどでグルーブを形成する（図3b）。グルーブを形成するラインはあらかじめピオクタニンなどで印記するか、ラウンドバーで浅くマーキングしてもよい。また、グルーブの形成にはフィッシャーバーよりも超音波骨切削機器（ピエゾトーム®、Piezosurgery®など）を用いる

ことで軟組織への侵襲を避け、より安全に手術をすることが可能である（図3c）。グルーブは、形成予定の骨隆起の2/3程度の深さまで十分に切削する（図3d）。

下顎隆起の除去

下顎隆起の2/3程度までグルーブが達したら、回転切削器具を使用せず、平ノミとマレットを用いて下顎隆起を除去したほうが安全である。マレットで軽い力から慎重に槌打を始めていき、平ノミの先端が口底方向に穿孔しないように刃先の向きにも注意する（図4a、b）。また、必ず平ノミの尖端の延長線上にある下顎隆起の下面に粘膜剥離子を置き、ノミの尖端から口底粘膜を保護する（図4c）。切除された骨片は、口底の組織間隙への迷入を避けるため、すみやかに除去する（図4d）。

ノミを使用する際には、図5に示すようにノミの進む方向を意識する。ノミの尖端は実際には槌

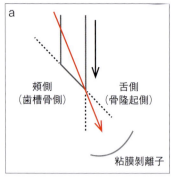
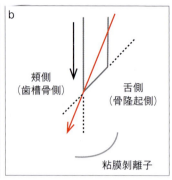

a：ノミの刃先を舌側に向けた場合、刃の尖端を粘膜剥離子で容易に保護することができる

b：ノミの尖端を頰側に向けた場合には、粘膜剥離子による刃の尖端の保護が困難であることに注意する

図❺ a、b
ノミの向きと進む方向。槌打する方向は同じでも（黒線）、刃先の向きによってノミの尖端が進む方向は異なることに注意する（赤線）

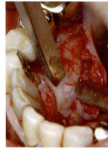
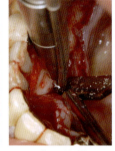
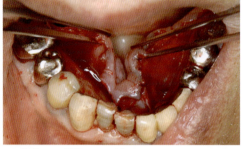

図❻ a〜c
余剰骨片の除去

a：小さな骨鋭縁を除去する場合でも、刃先の尖端は必ず粘膜剥離子で保護する

b：ラウンドバーで、粘膜骨膜弁を損傷しないように注意する

c：最後に、滑沢な面が得られていることを確認する

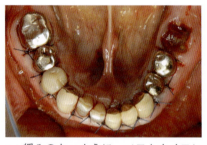
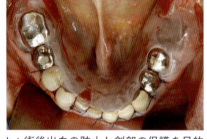

図❼ a、b
粘膜骨膜弁の縫合とサージカルシーネ

a：緩みのないように、ソフトナイロン糸などで緊密に縫合する

b：術後出血の防止と創部の保護を目的に、サージカルシーネを装着する

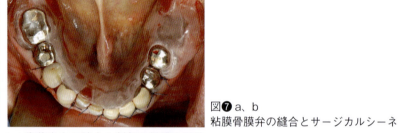

a：術前の咬合面観

b：粘膜骨膜弁の剥離

c：グルーブの付与

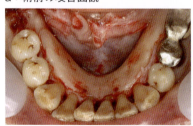
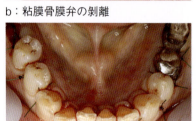
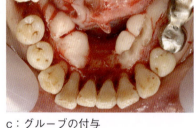
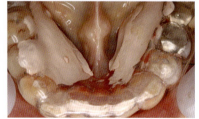

d：余剰骨片の除去

e：縫合

f：サージカルシーネの装着（サージカルパック併用）

図❽ a〜f　下顎隆起形成術の流れ

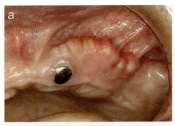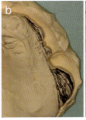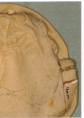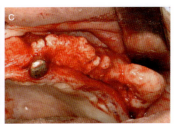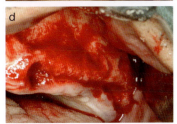

a：上顎骨の頬側に骨隆起があり、義歯作製が困難な症例である
b：稀な部位での形成術では、模型上においてプレサージェリーを入念に行う
c：粘膜骨膜弁の剥離は、筋鉤が骨隆起の上面に入るようになるまで行う
d：骨隆起の除去後

図❾ a〜d　上顎骨隆起の除去術

打する方向と歯の向きの二等分線方向に進むため、原則的には刃の尖端は図5aのように舌側に向けて、口底深部方向に向かうのを避ける。

余剰骨片の除去

下顎隆起を除去した際に生じる骨鋭縁などの余剰骨片は、残しておくと舌感が悪くなるだけでなく、粘膜穿孔の原因ともなるため、可能なかぎり除去し、形成面を滑沢にする。骨鋭縁の大きいものは平ノミとマレットを用いて除去し（図6a）、小さいものは大きめのラウンドバーで除去する（図6b）。ラウンドバーを使用する際には、必ず粘膜剥離子で舌側の粘膜骨膜弁を保護し、穿孔しないよう注意する。この際、骨ヤスリなどを使うとより滑沢な骨面を得ることができる。最後に、形成面が滑沢であることを確認する（図6c）。

縫合と術後処置

縫合は、歯間乳頭を唇舌的に緊密に縫合する（図7a）。この際、復位した粘膜骨膜弁は余剰な部分が見られるはずだが、探針やゾンデなどを用いて穿孔している部位がないかどうかをよく観察する。穿孔が認められた場合には、可能であれば縫合し、閉鎖創とするのが望ましい。縫合により十分な止血が得られていることを確認できたら、術前に用意したサージカルシーネを装着する。シーネの粘膜面への適合が悪い場合には、サージカルパックなどを内面に塗布して圧接する（図7b）。

術後の経過観察

止血シーネは、粘膜骨膜弁が安定するまで3日程度は装着したままにしておいたほうがよい。その後は、自身にて取り外しができるように指導し、1週間程度は食事時などに装着し、創部への刺激を避けるようする。創部の状態をみながら1〜2週間後に抜糸を行う。図8に、下顎隆起形成術の基本的な一連の流れを示す。

上顎骨の頬側に生じた骨隆起

上顎骨や頬側骨に生じた骨隆起であっても、とくに下顎隆起の術式と変わることはない。

稀に骨隆起が上顎骨の頬側に生じることもあり、義歯作製の障害となることがある（図9a）。慣れない部位での形成術では、術前に模型上で入念に診査を行う必要がある（図9b左）。この症例では、上顎洞への穿孔のリスクを避けるため、あらかじめ模型上でプレサージェリーを行い、グルーブの長さや深さを評価・検討した（図9b右）。実際の手術は、切開から剥離、骨隆起の除去まで、下顎隆起の形成術に準じて行われた（図9c、d）。

【参考文献】
1) Tucker RM: Chapter13. Preprosthetic Surgery. Hupp JR, Ellis E, Tucker RM (edit), Contemporary oral and maxillofacial surgery 6th edition. elsevier. 200-233, 2014.

歯の移植

片山明彦 Akihiko KATAYAMA
東京都・有楽町デンタルオフィス

　自家歯牙移植と聞くと、かなりアドバンスな治療法だと考える先生も多くいるであろう。そして、インプラント治療が広く普及するなか、自家歯牙移植に関するレクチャーは少なく、その術式、予後などについて、漠然とした知識しかもたない先生もいるのではないかとも思われる。

　歯科治療の最大の目的は天然歯の保存である。一人の患者を担当して、もし10年後にあなたが埋入したインプラントが脱離したら不満をいわれるかもしれないが、移植歯が脱落しても不満をいう人は少ないであろう。欠損部に対して固定性の補綴を希望し、もし移植（ドナー）歯があり歯牙移植ができる環境にあれば、インプラントやブリッジの治療の前に選択する一手であろう。また、自家歯牙移植により歯周組織が再生することも多くあり、条件が揃えば優れた治療法といえる（**表1**）。

患者説明

　自家歯牙移植は、たいていは何らかの理由で保存不可能となった大臼歯部に智歯を移植する場合が多いと考えられる。その場合に、保存不可能となった歯の理由を的確に説明し、選択できるいくつかの他の治療法の利点、欠点を比較説明したうえで、患者から自家歯牙移植に対する選択（同意）を得る。また、後述する適応症、移植歯の選択、術式、予後なども説明する必要がある。

　歯牙移植の利点としては、固定性の補綴ができることであり、ブリッジによる隣在歯の切削や義歯による可撤を回避でき、インプラントなどの人工物を回避できること、骨の再生なども望めること、健康保険の適応があることなどが挙げられる。欠点としては、外科手術が必要なことなどがある。

適応症

　まずは移植適応歯があるかどうかであり、欠損部位の状態、解剖学的制約、患者の年齢、全身疾患の有無を確認する。

検査（診査）・診断

1．移植歯の選択

　X線診査（デンタル、オルソパントモ、CBCT）、模型、その他の臨床診査からドナー歯の状態を診査する。とくに歯根の大きさと受容側の適合が重要であり、CT撮影は有用である。移植歯の形態として単根歯が望ましく、湾曲根や複根は避けたほうがよく、移植床より歯根幅径が大きい場合も同様である。また、歯周病に罹患した歯、根尖病変がある歯などは移植歯に適さない。理想的には円錐形をした歯根形態がよいとされる。根未完成歯で1/2〜3/4の歯根が形成されている歯牙は、成功率が高いとされている。

2．受容側の状態

　移植歯の周囲に付着歯肉が存在することが重要であり、移植時に歯肉弁で完全に閉鎖する必要がある。もし不足することが予測されるなら、抜歯と同時の移植は避け、ある程度歯肉が治癒した状態（抜歯後約4週間）で移植するとよいであろう。また、炎症がある場合には可及的に消炎した状態

で移植することが望ましい。移植歯も含め、抜歯が困難なことが予測される場合には、前準備として矯正的な挺出を行うとよい。

術式

1．移植床の形成

受容側に歯牙が残存している場合は、まずその歯牙の抜歯から行う。根尖病変がある場合には肉芽を徹底的に掻爬するが、歯根膜は必要以上に掻爬しないようにする。歯牙が残存していない場合には、インプラント用バーなどを用いて移植床を形成する。

2．移植歯の抜歯

可及的に歯根膜を損傷させないように鉗子を用いて行う。また、埋伏歯などの場合は歯冠部だけにヘーベルをかけ、周囲の骨を削去するなど工夫し歯根膜のダメージを少なくする。抜歯後、歯根の形態、大きさを測定し、生理食塩水で保存する。

3．移植歯と移植床の適合の確認

移植歯が移植床にスムーズに入るようにインプラント用バーなどを用いて窩壁を削去し、調整する。移植歯のCEJの位置を確認しながら、骨縁より少し深めに位置させることが望ましい。

4．移植歯の固定、咬合調整

移植時には、縫合糸を用いて歯冠部をクロスに通すように固定する。縫合糸のみでの固定では緩い場合には、接着性レジンとワイヤーを用いて固定する。移植歯が対合歯と当たる場合には咬合調整を行う。

5．根管治療

根管治療は術後2週間で開始し、水酸化カルシウム製剤 ビタペックス（ネオ製薬工業）を貼薬して約1～3ヵ月後に根管充填をする。根未完成歯では根管処置を行わず、経過をみた場合に6ヵ月くらいから歯髄反応が出てくるときがある。

6．歯冠修復、部分矯正

移植歯には歯根膜が存在するため、しばらく経

表❶　自家歯牙移植の手順

● 患者説明
● 適応症かどうかの判断
● 検査（診査）・診断
1．移植（ドナー）歯の選択
2．受容側の状態
● 術式
1．移植床の形成
2．移植歯の抜歯
3．移植歯と移植床の適合の確認
4．移植歯の固定、咬合調整
5．根管治療
6．歯冠修復、部分矯正
● 術後管理

過観察を行っていると自然挺出や歯牙移動が起こり、隣在歯、対合歯とのコンタクトが確立する場合もある。そうならない場合には、歯根膜が存在するために部分矯正を行うこともできる。また、可及的にエナメル質を保存し、コンポジットレジンによる修復やハイブリッドレジンなどで咬合面形態を作製し、接着性レジンを用いて修復したりクラウンにて補綴する場合もある。

術後管理

移植歯の歯周ポケット、動揺度の診査とともに、X線診査を3ヵ月、6ヵ月、1年目と以後1年ごとに行う。根未完成歯では上記診査とともに電気歯髄診を行い、歯髄の状態なども観察する。

臨床例（図1～14）

患者は29歳、女性。6の咬合時痛を主訴に来院した。頬側に10mm以上の歯周ポケットが存在し、サイナストラクトを認めた。以前に同歯は4回の根管治療をしたとのことであり、X線上で歯質が菲薄状態であり、再根管治療を行っても予後不良と判断した。そこで患者とのコンサルテーションを行い、治療の同意を得て、8をドナー歯とした自家歯牙移植を計画した。

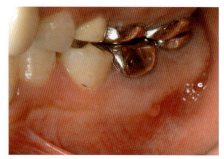
図❶ 術前の口腔内写真

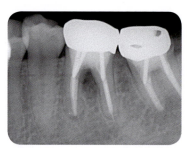
図❷ 術前のデンタルX線写真

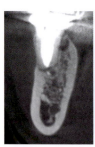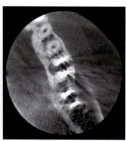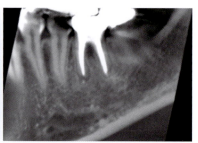
図❸ 6̲ 術前のCBCT。受容側の近遠心径、頬舌径、歯根長を測定する

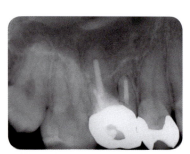
図❹ 術前の 8̲ のデンタルX線写真

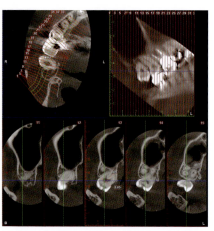
図❺ 8̲ 術前のCBCT。術前に移植歯の近遠心的幅径、頬舌的幅径、歯根長を測定する。また歯の解剖学的形態（とくに歯根形態、根管形態）を把握する

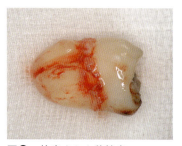
図❻ 抜歯された移植歯

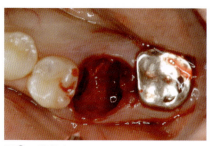
図❼ 移植床

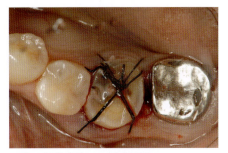
図❽　移植直後の口腔内写真

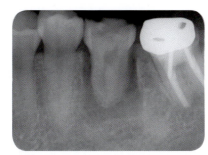
図❾　移植直後のデンタルX線写真

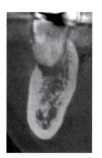
図❿　移植直後のCBCT

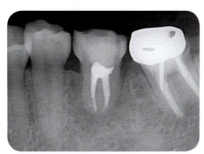
図⓫　根管充塡直後

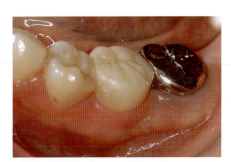
図⓬　移植後1年の口腔内写真

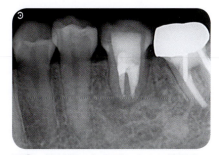
図⓭　移植後1年のデンタルX線写真。経過は良好である

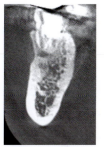
図⓮　移植後1年のCBCT。頰側骨の著明な骨増生が認められる

　歯科治療の最大の目標は、何といっても歯牙の保存にあると思われる。インプラント治療と異なり、天然歯には歯根膜が存在し素晴らしい生物学的特性を発現する。自家歯牙移植の成功の鍵は歯根膜であり、歯根膜が存在することにより移植歯周囲の歯槽骨の再生などが観察される。しかし、移植歯の形態がそれぞれ異なり、受容側の状態もそれぞれ異なることから、ある程度の臨床経験が必要とも思われる。自家歯牙移植を少しずつ経験していき、治療のバリエーションを広げてほしい。

【参考文献】
1）Andreasen JO：カラーアトラス歯牙の再植と移植の治療学. クインテッセンス出版，東京，1993.
2）Katayama A, et al.: Effect of proliferating tissue on transplanted teeth in dogs. Oral Surg Oral Med Oral Pathol Oral Radiol Endod. 101: 110-118, 2006
3）月星光博：自家歯牙移植　増補新版. クインテッセンス出版，東京，2014.

歯科小手術 実践編

歯周治療
09

歯周外科のその前に

富田幸代[1]　Sachiyo Tomita　　**齋藤 淳**[1]　Atsushi Saito
1）東京歯科大学　歯周病学講座

歯周治療の基本

　歯周治療の基本は、原因であるプラークを除去すること、すなわちプラークコントロールやスケーリング・ルートプレーニング（SRP）などの非外科治療である。
　本項では、歯周外科治療を行う前の歯周基本治療の意義およびその内容を再確認する。また、歯周治療を行う際に当講座で参考としている非外科的治療の成功基準、そして患者が評価する健康アウトカムとしての口腔関連QOLのアセスメントについて、症例を交えて提示する。

歯周治療の流れ

　歯周病の治療は、基本的に図1に示すような流れで進める[1]。まず全身状態を十分に把握したうえで、歯周病の原因と病態を把握し適切な診断と治療計画を立案するため、歯周組織検査やX線画像検査を行う。われわれは、これら生物医学的パラメーターの検査に加え、口腔関連QOLの尺度を使用し、患者を主体とした心理・社会・行動面のアセスメントを取り入れている。

歯周基本治療の定義・内容（表1）

　歯周基本治療は、歯周病の原因因子やリスクファクターを除去して歯周組織の炎症を改善し、その後の歯周治療の効果を高める原因除去治療[2]と定義される。すべての歯周病患者に実施される基本的な処置である。

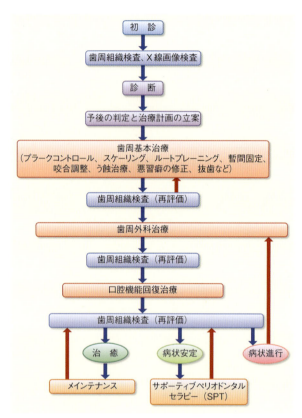

図❶　歯周治療の流れ（文献[1]より引用改変）

　歯周病は細菌による感染症であり、プラークコントロールは歯周基本治療のなかで最も重要な治療である。また、歯周病を増悪させる因子（プラークリテンションファクターや咬合性因子など）の有無についても精査し、治療する必要がある。

歯周基本治療後の再評価

　歯周病の治療では、必ず各治療のステップごとに再評価を行う。歯周基本治療後の再評価では、原則的に治療前の検査項目と同じ内容で行い、そ

表❶ 歯周基本治療の項目（文献[1]より引用改変）

①	応急処置
②	モチベーション
③	プラークコントロール
④	スケーリング・ルートプレーニング
⑤	歯周ポケット搔爬
⑥	不適合充填物・補綴装置の修正・除去
⑦	治療用被覆冠、治療用義歯の装着（当面の咬合確保）
⑧	暫間固定
⑨	咬合調整
⑩	う蝕治療・歯内治療
⑪	習癖の改善
⑫	矯正治療
⑬	保存不可能な歯の抜歯

表❷ 非外科的歯周治療の成功基準[4]

	Class Ⅰ（％）	Class Ⅱ（％）	Class Ⅲ（％）
％ Closed pocket※	＞75	≧65	＜65
％ Bleeding on probing	≦15	≦25	＞25
％ Plaque index	≦20	≦29	＞29

3つの評価項目のうち、少なくとも2つの結果がClass Ⅰで、Class Ⅲが1つもない場合、非外科的治療は成功したと判定される。
※ 術前PD 4mmを超えるポケットで、治療後PD 5mm未満となったもの

図❷ OHRQL尺度を使用した口腔関連QOLアセスメント票[5]

の変化を比較する。

再評価においても、最も重要な項目はプラークコントロールの状態である。Nymanらの研究[3]によると、異なる歯周外科治療を行った患者において、リコール期間中のプラークコントロールのレベルが不十分であると、歯周外科治療の種類にかかわらず、アタッチメントロスが生じることが示されている。われわれも、プラークコントロールが徹底されていない状態で歯周外科治療を行った場合、術中の出血が多く明視野での治療が困難であったり、術後の歯肉退縮により知覚過敏や根面う蝕が生じ、対応に苦慮した経験がある。歯周治療の基本は患者によるブラッシングであり、治療の効果を最大限に引き出すためには、患者がプラークコントロールのモチベーションを維持できるよう指導することが重要である。

再評価において、客観的に歯周基本治療（非外科的治療）の成果を評価するための指標について紹介しておく。Jönssonら[4]の非外科的治療の成功基準（表❷）に歯周基本治療後の再評価結果を当てはめ、3項目のうち少なくとも2つがClass Ⅰで、Class Ⅲは含まないことが非外科的治療を「成功」と判断する基準となる。この基準はあくまでも参考として使用し、たとえ非外科治療が「成功」と判断されても、歯周外科治療がさらなる改善をもたらすことが見込まれれば行うことも検討し、「不十分」と判断されても、歯周基本治療を繰り返す場合もある。

口腔関連QOLのアセスメント（図2）

患者主体の歯周治療を行うためには、QOLを

含めた心理・社会・行動面に対する認識が必要である。そこでわれわれは、患者による治療アウトカムの評価として、OHRQL尺度（図2）を使用した口腔関連QOLのアセスメントを取り入れている[5]。

これまでの研究では、歯周炎患者は健常者と比較して口腔関連QOLのスコアが高く（QOLが悪い状態）、歯周基本治療を行うことで歯周パラメーターのみならず口腔関連QOLの合計スコアも改善したことを報告している。この尺度を使用すると患者の口腔関連QOLを客観的に数値で評価できるので、計画された治療がどの程度達成できたか、患者の認識の面からも把握でき、その後の治療に役立てることができる。

症例（図3～6）

患者：42歳、男性
初診日：2014年6月5日
主訴：右上の歯がぐらぐらして全体的に浮いた感じがする
全身既往歴：特記事項なし
喫煙歴：1日10本、20年間
咬合関係：早期接触、咬頭干渉なし
口腔内所見：全顎的に歯肉の発赤・腫脹・歯石の沈着が認められた。歯列不正が認められた
X線画像所見：全顎的に歯石の沈着、$\overline{5|}$は根尖に及ぶ骨吸収、その他水平性骨吸収が認められた
原因：プラーク、歯石、歯列不正
診断：広汎型中等度慢性歯周炎
治療経過：

- 2014年6～8月：口腔関連QOL（OHRQL合計スコア11点）、歯周組織検査、ブラッシング指導（TBI）、禁煙指導、歯肉縁上スケーリング
- 2014年9月～2015年2月：全顎SRP
- 2015年4月：再評価（前述の非外科的歯周治療の成功基準に当てはめると、プラークスコアがまだ30%を超えており、ClassⅢとなるため「不十分」と判定された）、口腔関連QOL（OHRQL合計スコア7点）
- 2015年5月～7月：$\overline{5|}$舌側転位、$\overline{8|}$・$\overline{|8}$半埋伏の抜歯（健康診断で糖尿病HbA1c 7.2%であることが判明）
- 2015年8月～：再SRP、TBI
- 2016年5月：再評価（表3）、口腔関連QOL（OHRQL合計スコア6点）、SPTに移行

この患者は、30年以上歯科医院への通院歴がなく、歯周病の知識も十分ではなかった。まずは歯周病とはどのような病気でどのような治療を行っていくのか数回説明を行い、歯周治療に対するモチベーションを高めた。喫煙に関しては、健康診断で糖尿病が発覚し、患者の意識に変化が生じたこともあり、禁煙こそできなかったが本数を減らすことはできた。糖尿病に関しては、内科に通院し、食事療法・運動療法・薬物療法により治療中である。歯周病のリスクは高いが、歯周基本治療を徹底して行うことで炎症のコントロールが可能となり、患者のQOLを改善することにも繋がった。

歯周外科治療を選択する前に

歯周外科治療を行うと、歯周ポケットやアタッチメントレベルをより大きく改善することが期待できるが、非外科的治療で十分な効果が得られることも多い[6]。歯周基本治療を適切に行わないまま歯周外科治療に移行すれば、かえって患者の口腔内の環境を悪化させることにもなりかねない。歯周外科治療を選択する前に、いま一度、基本に立ち返り、長期的に何を達成したいのかを考える必要がある。

【参考文献】

1) 和泉雄一，木下淳博，沼部幸博，山本松男（編）：ザ・ペリオドントロジー　第2版．永末書店，京都，2014：88．
2) 特定非営利活動法人　日本歯周病学会（編）：歯周治療の指針2015．医歯薬出版，東京，2016．
3) Nyman S, Lindhe J, Rosling B: Periodontal surgery in plaque-infected dentitions. J Clin Periodontol, 4：240-249, 1977.
4) Jönsson B, Öhrn K, Lindberg P, Oscarson N: Evaluation of an

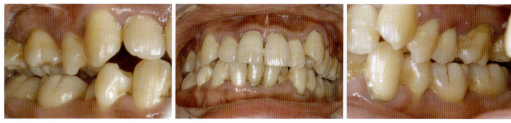

図❸　初診時の口腔内写真（2014年6月）

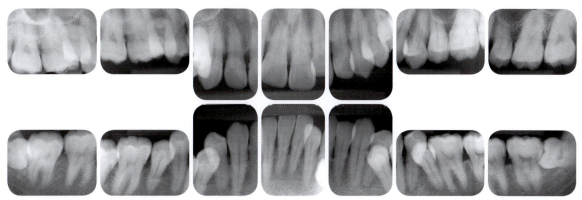

図❹　初診時のデンタルX線写真

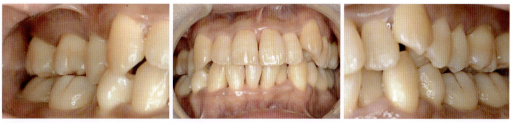

図❺　SPT移行時の口腔内写真（2016年5月）

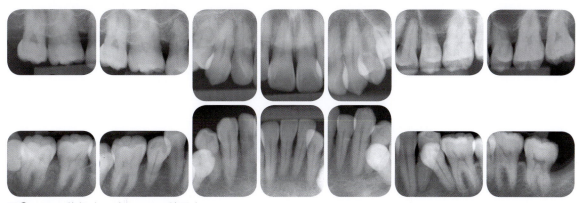

図❻　SPT移行時のデンタルX線写真

individually tailored oral health educational programme on periodontal health. J Clin Periodontol, 37 : 912-919, 2010.
5）Saito A, Hosaka Y, Kikuchi M, Akamatsu M, Fukaya C, Matsumoto S, Ueshima F, Hayakawa H, Fujinami K, Nakagawa T：Effect of initial periodontal therapy on oral health-related quality of life in patients with periodontitis in japan. J Periodontol, 81 : 1001-1009, 2010.
6）Heitz-Mayfield LJA, Trombelli L, Heitz F, Needleman I, Moles D: A systematic review of the effect of surgical debridement vs. non-surgical debridement for the treatment of chronic periodontitis. J Clin Periodontol, 29 : 92-102, 2002.

表❸　初診時とSPT移行時の比較

	初診時	SPT移行時
総歯数	28	27
PPD 4 mm以上の部位率（％）	39.3	0.6
BOP部位率（％）	67.3	0
PCR（％）	79.5	30.6
OHRQLスコア（合計点）	11	6

歯周治療 10

フラップ手術

井原雄一郎[1] *Yuichiro IHARA*　　中川種昭[1] *Taneaki NAKAGAWA*
1) 慶應義塾大学医学部　歯科・口腔外科学教室

歯周外科手術を始める前に

まず、歯周外科手術がどのようなものなのかをイメージできることが、きちんと施術するうえで重要である。そのため、まずやるべきは、熟練者の手術を見ることだと考えられる。その視覚的に得た情報を頭のなかで何度も反復することが、すべての歯周外科手術の準備となる。

直接見ることができれば一番よいが、それが困難な場合は、インターネット、電子媒体を通じて学ぶことも可能である。視覚的に得た歯周外科手術を頭のなかでイメージし、何度も反復し、切開・剥離・デブライドメント・縫合の基本をスムーズに繋げられることがすべての始まりである。

これは、いかなる歯周外科手術を行う場合でも大切であり、準備・心構えに繋がる。このような準備・心構えがあって施術された手術であれば、うまくできたところ、できなかったところが明確にわかり、その後の指導、アドバイスを受けたときの吸収量が違ってくる。経験を積めば積むほど、指導医の手術、あるいはその分野の権威の手術を見たくなるものである。

術前診査およびプラークアウト

術前に、歯周基本治療後に歯周ポケットの改善があるのかどうか、あるいは骨欠損の回復を見ておく必要がある。歯周組織検査およびデンタルX線写真で歯槽骨の状態を把握し、場合によってはコーンビームCTを応用し、歯周外科治療の必要性を判断する（図1）。

また、歯周外科手術の前に問診、血液検査などで基礎疾患の有無、喫煙、年齢、患者の希望などを総合的に考え、歯周外科手術ができる状態かどうかを判断する。基礎疾患がある場合には事前に医科への対診を行い、手術ができるかどうか、あるいは手術に際しての注意事項などの指示を受けておくことが大切である。また、手術当日には、体調、血圧、内服薬がある場合は内服の確認を行い、手術ができる状態であることを再度確認する。

術前には口腔内の清掃を行う（図2）。口腔内には常在菌が存在し、不潔な状態であるため、どれだけ清潔な状態を保てるかが手術の仕上がりにも影響する。手術中にメスや器具がプラークで汚染されるのは気持ちのよいものではなく、きれいな環境で施術を行いたいものである。

麻酔

麻酔は、表面麻酔および浸潤麻酔を応用する。粘膜を防湿し、乾燥させた状態にして、綿球などを用いて表面麻酔を2分間留置する。その後、粘膜にテンションを加え、歯肉‒歯槽粘膜境（MGJ）付近に刺入する。筆者は手用注射器を用いているが、ゆっくりと時間（5〜7分間）をかけて注入すると痛みを軽減できる。また、電動注射器などを使用することで、患者さんの負担はより少なくなると思われる。

その後、頰側の歯間乳頭および口蓋側へと順次麻酔をしていく。再生療法などの際に歯間乳頭の

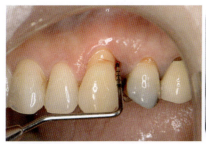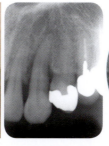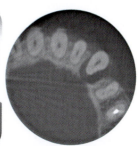

図❶ プロービング、デンタルX線写真だけでは骨欠損がイメージしにくい場合があり、コーンビームCTの有用性は高い

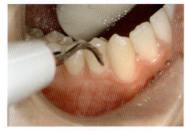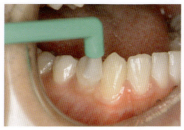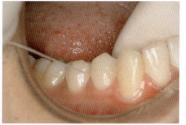

図❷ とくに歯間乳頭部のプラークを除去する

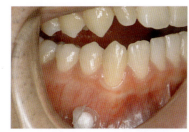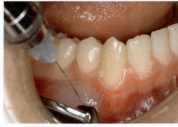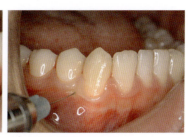

図❸ 表面麻酔後、歯肉頬移行部から歯間乳頭へと順次麻酔を行っていく

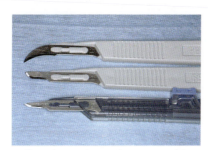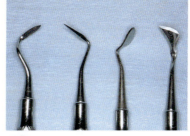

図❹ ディスポーザブルのメス（上から12、15、15c）　　図❺ ペリオドンタルナイフ

浸潤麻酔を避けるという考え方もあるが、術中の出血コントロール、術野の明視および確保のために行うことが多い（**図3**）。

切開

切開デザインは、術前の骨欠損状態の診査・診断を行ってから決定していく。術前のプロービングポケットデプス、デンタルX線写真、コーンビームCT、浸潤麻酔後のボーンサウンディングで骨欠損をイメージして切開デザインを決定し、切開を行う。原則、骨欠損上に切開をしないのが外科手術の基本であるが、歯周外科手術の場合は基本どおりにならないこともあり、骨欠損、角化歯肉幅、審美的要素、縫合できる部位などを考慮して切開デザインを決定する。

切開に用いる器具は、ディスポーザブルのメス（12、15、15c）が基本であるが（**図4**）、隣接面および最後臼歯の遠心などメスが物理的に到達しにくい部位には、ペリオドンタルナイフ（**図5**）などを用いて確実に切開を行う。前歯部、臼歯部、修復するか否か、あるいは再生材料を用いるか否かによって、切開の位置は変わってくる。

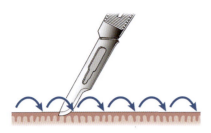

図❻　ソーイングモーション

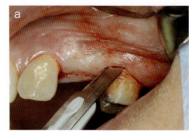
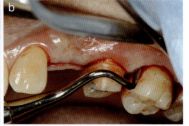

図❼　メス、ペリオドンタルナイフで確実に骨に触れて遠心から近心へ進める

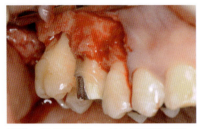

図❽　臼歯部においては縦切開を用いることで術野の確保が容易となる

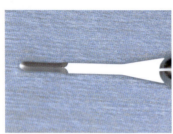
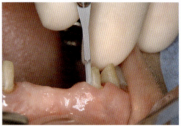

図❾　歯間乳頭を温存する場合や、細かな部分にマイクロスカルペル（CK-2）は非常に有用である

　今回は最も基本的なOpen Flap Debridement（フラップ手術）について触れる。

　切開は遠心より近心へ行う。刃先で骨面を捉えながら進めることが重要で、ソーイングモーションを行う（図6）。また、臼歯部など術野が確保できない場合や器具の到達が困難な場合、骨欠損が大きい場合は、縦切開を応用する。縦切開を行うことでこの後に続く剝離が容易になり、術野の確保による確実なデブライドメント、手術の効率化に繋がる（図7）。

　もちろん、縦切開を応用する場合には、血流の確保を考えた切開位置、非可動粘膜の範囲での切開、縫合できる位置への切開が必要となる（図8）。

　また、歯周組織再生療法や歯間乳頭を温存したい場合には、これらのメスに加えてマイクロスカルペル（CK-2）を用いることで、より繊細な切開デザインを描くことができる（図9）。

　切開の善し悪しによって手術の仕上がり、治癒に影響するといっても過言ではない。しっかりと時間をかけ、丁寧に確実に行うことがとても大切である。

剝離

　剝離の方法によって、歯肉弁は全層弁（粘膜骨膜弁）と部分層弁（粘膜弁：骨膜は骨面に残す）に分けられる（図10）。歯周外科手術においては両方の手技を習得しておくことが重要であるが、部分層弁は難易度が上がるため、経験が浅い場合には全層弁での剝離翻転をマスターすることを優先させたほうがよい。Modified Widman Flapは、全層弁を用いておもに前歯あるいは天然歯（修復しない歯）に適応する。歯肉弁根尖側移動術は、部分層弁を用いて臼歯部あるいは修復予定の歯に用いることが多い。

　確実な切開ができていれば、全層弁での剝離はスムーズに進むはずである。しかし、歯周ポケットが深く、深い骨縁下欠損があり、軟組織が入り込んでいるような場合には、剝離が困難なときも多い。その場合、過度な力で剝離をすることで、歯肉弁の裂開および挫滅に繋がるため、再度メス、ペリオドンタルナイフを用いて確実に切開を行う。剝離に時間がかかる、あるいは剝離がうまくいかない一番の原因は、確実な切開ができていないケースが多い。

　全層弁を剝離翻転する場合には、利き手に骨膜剝離子、粘膜剝離子（図11）、逆の手にはティッシュプライヤー（ピンセット）を把持して歯肉弁を牽引して剝離することが基本である。器具の先端を

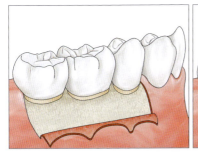 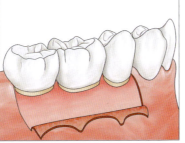
図⓾　全層弁（Full：左）と部分層弁（Partial：右）

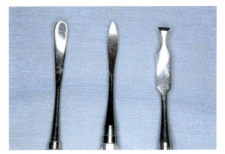
図⓫　左から粘膜剥離子、骨膜起子、チゼル

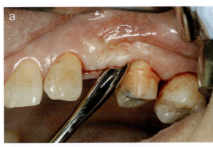 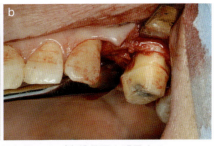
図⓬　骨膜起子にて粘膜骨膜弁を形成し、骨欠損および歯槽骨頂を明示する

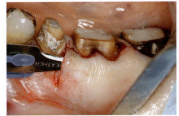 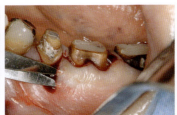 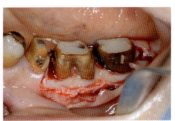
図⓭　部分層弁の形成は、骨膜を残しつつ歯肉弁を形成する必要がある。歯槽骨頂部は骨面が露出し、根尖側に骨膜が残っている状態が大切である

骨面に当て、左右に捻転させながら剥離を行う、いわゆる内外旋運動である（図12）。しかし、歯肉溝切開のみで歯肉弁を形成する場合には、ティッシュプライヤー（ピンセット）で歯肉弁を把持することが困難なときもあり、その際には歯肉に手を添えて骨膜起子の先端を指で感じながら剥離を進める。とくに舌側には神経や血管が豊富であり、慣れないうちは骨膜起子が滑り重大な事故、エラーに繋がりかねないため、必ず指を添えることが大切である。

部分層弁を形成する場合には、メスに加えて眼科剪刀を使用して軟組織の剥離を行う。メスでの剥離が基本であるが、歯肉の薄い場合や視野の確保が困難な場合に、歯肉のパーフォレーションや脈管の損傷のリスクを軽減できるからである。部分層弁を形成する歯周外科手術に歯肉弁根尖側移動術があるが、縦切開の部分あるいは隅角部分にメスを用いて、その後、眼科剪刀を用いることで非常にスムーズに、かつ安全に部分層弁が形成できる（図13）。

デブライドメント

切開・剥離を行ってフォーカスにしている術野を明示した後、歯根に付着しているプラーク・歯石、歯の周囲の肉芽組織を除去することが、デブライドメントである。

有窓鋭匙、手用スケーラー、超音波スケーラー、骨外科バー（図14）を用いてこれらを取り除く。とくに、深い骨縁下欠損の場合は肉芽組織の除去も困難なことが多いが、できるだけ一塊にして除去することがポイントである。骨縁下欠損に入り込んでいるような肉芽組織は、手用スケーラーの先端を骨面に当てて水平ストロークを用いたり、歯周外科用バーを用いることで確実なデブライド

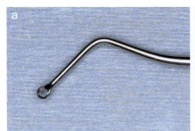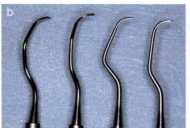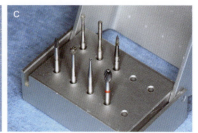

図⓮　a：有窓鋭匙、b：手用スケーラー、c：骨外科バー

メントが行える。歯石、肉芽組織を取り除き、骨欠損および骨形態がわかる状態になればよい（図15）。

なお、シャープニングされた手用スケーラー（キュレット）を使用することはいうまでもない。切れないスケーラーは根面を傷つける原因になる。

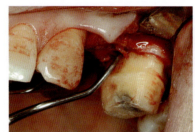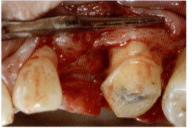

図⓯　手用スケーラー、有窓鋭匙を用いて歯石、肉芽組織を除去して骨形態がわかる状態にする

縫合

歯周外科手術の最後は、縫合である。縫合は、切開された歯肉を元の位置に戻すことである。先述したように歯周外科手術は切開が大切であり、確実な切開ができていれば縫合で歯肉弁を元に戻すことは難しくはない。しかし、歯周外科手術の場合、歯冠が存在するため縫合の難易度も上がる。さまざまな縫合テクニックがあるなかで、歯周組織再生療法の場合、垂直マットレスと単純縫合のコンビネーションや垂直懸垂マットレスを行うことも多いが、まずは基本的な単純縫合をマスターすることが大切である（図16）。

Open flap debridementであれば4-0絹糸、3/8サークル（弱弯）の逆三角形の針を用いる。把針器はウェブスター型、あるいはカストロビエホ型を用いることが多い（図17）。ここで注意するのは、本来カストロビエホ型は、5-0あるいは6-0などの細い糸で縫うために作られたもので、4-0などの太い糸を使用目的としていないことである。推奨されている太さの糸に合った器具を選択することも大切である。

フラップ手術の場合は、歯間乳頭に刺入するので歯肉弁から3～4mm程度離れたところに、できるだけ弁に対して垂直に刺入を行う（図18a）。結紮は外科結びが一般的で、第一結紮が最も重要である。第一結紮を作った後に糸を同じ方向に引いて、結び目が切開線上に来ないように、頰側あるいは舌側へずらし、結紮にロックをかけて固定し（図18b）、第二結紮を行う。これにより結び目が緩まず、意図したテンションで縫合ができる。

歯周パック

歯肉弁をもとの位置に戻す場合であれば、歯根、骨面の露出はないため、必ずしも歯周パックは必要ではない（図19）。しかし、創の裂開の可能性が高い場合、あるいは高血圧、抗凝固薬を内服している患者においては、術後出血のリスクがあるため必ず行う。

もちろん、歯肉弁根尖側移動術など歯根、骨面の露出を伴う処置であれば、歯周パックにて創面の保護を行う必要がある（図20）。

術後管理

手術終了後は、感染予防のため抗菌薬（ペニシリン系あるいはセフェム系）を投与して創部へのブラッシングは避けてもらう。手術翌日は、創部

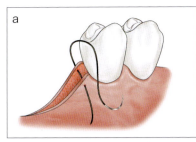 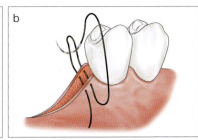 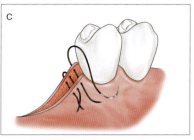

図⑯　a：単純縫合、b：垂直マットレス変法、c：単純縫合と垂直マットレスのコンビネーション

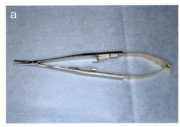 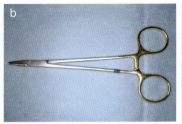 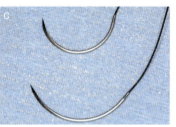

図⑰　a：カストロビエホ、b：ウェブスター、c：1/2（強弯）〔上〕、3/8（弱弯）〔下〕の4-0絹糸

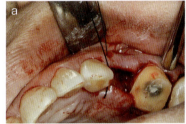 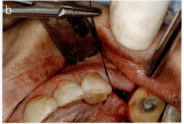 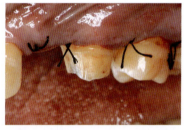

図⑱　歯肉弁に垂直に刺入し、第一結紮後は頬側に寄せ、ロックをかける

図⑲　全層弁でもとの位置に復位できている場合、歯周パックは必要ない

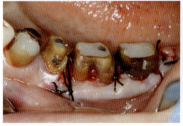 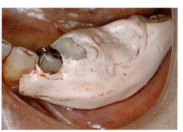

図⑳　部分層弁で歯肉弁根尖側移動術を行った場合、創部の保護を目的に歯周パックを行う

の確認および消毒のため来院してもらい、疼痛の有無、出血の有無、腫脹の程度、知覚鈍麻の有無、創部の状態の確認などを行う。セルフケアは、1週間ほど含嗽剤を用いてもらい、その後、軟毛歯ブラシで注意深いブラッシングを行ってもらう。抜糸は7～10日ほどを目安に行う。

歯周外科手術を習得する

ここまで、歯周外科手術の術式を述べたが、まずは歯周外科手術をイメージし、事前に手術の流れをシミュレーションすることが大切である。そのうえで、同意を得られた患者さんに対して実際に歯周外科手術を応用し、安全に手術を仕上げることが大切である。この繰り返しにより、さまざまな歯周外科手術が習得できると考える。

筆者もかつては切開・剥離に時間がかかり、手術時間が長引くことがあった。そのつど上級医に、「局所麻酔の手術は1時間以内」と言われたものである。その後、手術の心構えと準備、シミュレーションを毎回行い、基本を反復していくことで、歯周外科手術を習得していった。

本項が、日常臨床に歯周外科手術を取り入れたい、取り入れているが少し自信のない先生のお役に立てたならば幸いである。

骨外科ならびに歯冠長延長術

清水宏康 Hiroyasu SHIMIZU
東京都・清水歯科クリニック

はじめに

補綴物の脱離は、日々の臨床で頻繁に遭遇するトラブルである。とくにクラウンに関しては、支台歯の歯冠長が短いことが原因で発生することが多い。それを防ぐために支台歯のテーパーをきつくしたり、保持溝を付与したりといった補綴的な対応をすることもあるが、根本的な解決にならないことが多い。そのため、外科的に骨を削除し、歯肉縁を歯根側に移動することで必要な歯冠長を直接確保するための術式が歯冠長延長術であり、カリエスが歯肉縁下に存在し、そのカリエスを明確にする目的にも応用される。

歯冠長延長術の適用を検討する場合に考慮しなければならない点は、一体どの程度の歯冠長が補綴物の安定維持に必要なのかということであり、具体的にどの程度歯肉レベルを根尖側に移動しなければならないのかである。

一般的にクラウンの維持安定には、4mm以上の支台歯の歯質が必要と考えられている。よって、それを満たすだけ歯肉縁を移動する必要が生じる。また同時に対合歯とのクリアランスが限られている場合は、クラウンの材料の厚みを確保する必要があるので、その分も考慮して、歯肉レベルの根尖側への移動量を計画する。同様に当該歯にコアが装着する予定がある場合は、フェルールの確保のために、さらに2mm以上の歯肉レベルの根尖側への移動が必要となる。

術前診査

歯冠長の延長すなわち歯肉レベルの根尖側への移動を行う前には、歯周組織の正確な診査・診断を行わなければならない。まず先に行うべきことは、いま現在の歯肉レベルとそれを支える骨レベルとの関係の診査である。歯肉レベルの位置は主に歯槽骨との位置によって決まり、Garguiloは、屍体を用いてさまざまな萌出状態の歯の歯肉と歯槽骨の関係を調べた結果、骨縁から約3mmの位置に歯肉縁が存在することを報告した[1]が、歯肉溝が1mmに満たないなど一般的な臨床感覚から離れているため、より臨床的な研究を後年Koisが行った。その結果、バイオタイプ、測定部位などのさまざまな因子によって影響を受けながら、平均して骨縁から3〜5mmのところに歯肉縁は存在することが報告された（**表1**）[2]。

つまり、臨床的には骨の上に約4mmの厚みをもった歯肉が形成されるということである。

これらのことから、歯肉に覆われている実際の骨縁がいま現在の歯肉縁よりどれぐらい離れているのかを、浸潤麻酔下にてプローブを骨に達するまで強く圧入して、骨縁から歯肉縁までの距離を計測するいわゆるボーンサウンディングを術前に行う必要があることが理解される（**図1**）。

その値と理想的な歯肉縁の位置を考慮した結果、理想的な歯肉縁から骨縁までの距離が約4mm以上ある場合には、理想的な歯肉縁まで歯肉切除を行うことでその目的は達成できる。一方、その距離

表❶ 骨縁から歯肉縁までの臨床的距離
- 頬側面 3 mm
- 隣接面 3〜4.5 mm

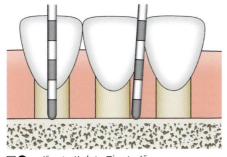

図❶ ボーンサウンディング

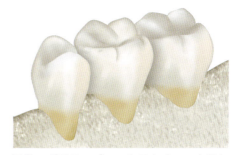

図❷ ポジティブアーキテクチャーを付与した歯槽骨形態

が4mmに満たない場合は、4mm以上となるように骨の削除を行う必要がある。歯冠長延長術の目的が歯肉縁下カリエスの治療でも同様である。

骨レベルの調整

骨縁の立体的な位置、つまり骨レベルを調整するためには、フラップを開き、上記の削除量を目安に骨切除を行うのだが、その際には最終的には隣接面歯槽骨頂が最も歯冠側に位置するように骨切除を行う必要がある。なぜならば、当該部位の骨切除を行った結果、周りの骨レベルとの不整が生じた場合、歯肉が連続性を保とうとしてその部位に深いポケットが残存してしまうためである。いうなれば、歯周炎が進行して骨吸収が各部位に発生した場合、同部に垂直性骨欠損が生じ、深いポケットが形成されることと同じ理由である。

よって、歯冠長延長に必要な骨切除つまり歯冠長を延長するための骨削除を行った後、さらに、骨レベルの不整をなくし、治癒後の歯周ポケットの再形成を避けるため、周辺部位にいわゆるポジティブアーキテクチャー（図2）[3]を付与するための骨切除、調整的骨切除を行う必要がある。また、歯肉縁下カリエスの治療や、すでに補綴物マージンが歯肉縁下深くに位置する場合には、延長のための骨切除を行った後に残存した周囲との骨レベルの差を少なくするために歯を矯正的に挺出し、調整的骨切除を行わずに歯肉レベル形態の不整を調整する場合もある。

患者説明

歯冠長延長術を行う際には、術前から術後に想定される事項を患者に説明しなければならない。歯冠長延長術は、当該歯の支持骨の削除とその周囲の骨整形によって、意図的に歯冠を露出させる術式である。また、当該歯の支持骨の削除は多くの場合、隣接した歯の支持骨も同時に失う。よって主な術後合併症は、術後の当該歯または隣接歯に生じる歯肉の根尖側移動によって発生する事態である。

具体的な例としては、骨のサポートの減少による当該歯、隣接歯の動揺度の増加、歯根露出による知覚過敏の発生、臼歯の場合は根分岐部の露出など、前歯においては歯肉辺縁の位置移動による審美障害なども挙げられる。これらに関しては、術前に十分に患者に説明して、仮にそのような事態が発生した場合は、適宜必要な処置を行う可能性があることを納得していただく必要がある。また、外科治療後に生じる、顔面や当該部の腫脹、疼痛、血腫などの一般的な術後合併症の発生に関しても、術前に説明して同意を得る必要がある。

症例

症例1：臼歯部（歯肉切除のみ）

左上臼歯部のブリッジの脱離に対する再治療で、支台歯の歯質が近心にて3mm、遠心にて2mmと短いため（図3）、歯冠長延長術を計画した。支台歯の歯冠長を4mm以上確保することを考えると、歯肉縁の根尖側への移動量は近心にて1mm、遠心にて2mmが必要となるが、術前のボーンサウンディングは近心にて6mm、遠心にて7mmであった。移動後も骨縁からそれぞれ4mm以上離れているため骨の削除は必要ないので、歯肉切除での対応を

症例1

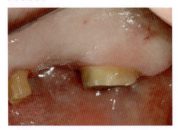

図❸ 術前口腔内写真。歯肉縁上の歯質の不足が認められる

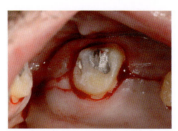

図❹ 切開後の口腔内写真。遠心にディスタルウェッジを形成した

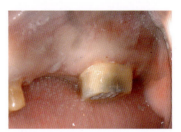

図❺ 術後口腔内写真。十分な歯冠長の延長が認められる

症例2

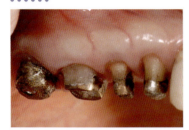

図❻ 術前口腔内写真。6|の歯冠長不足、7|のフェルールの不足が認められる

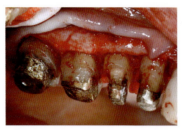

図❼ フラップ剥離後の口腔内写真。頬舌側部の骨レベルが高いネガティブアーキテクチャーが確認できる

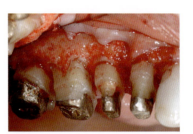

図❽ スキャロップ状の骨切除後の口腔内写真。ポジティブアーキテクチャーの付与を行った

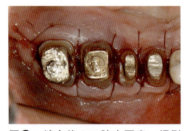

図❾ 縫合後の口腔内写真。頬側フラップは骨膜縫合にて根尖側へ移動した

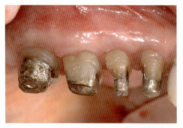

図❿ 術後3ヵ月の口腔内写真。十分な歯冠長が確認される

計画した。

浸潤麻酔下にて、遠心の歯肉移動量が多いため、遠心はディスタルウェッジを形成して（図4）、歯肉縁下切開および歯槽頂切開を行うことにより歯肉切除を行った。術後1ヵ月（図5）、十分な歯冠長が確保されたことが確認される。

■**症例2：臼歯部（骨切除とポジティブアーキテクチャー付与）**

右上臼歯部の再補綴治療のため、支台歯である6|の補綴治療に要する十分な歯冠長ならびに7|にフェルールを確保するため（図6）、歯冠長延長術を計画した。6|の支台歯として最低限必要な歯冠長の確保のためには、歯肉縁の根尖側への移動量は、全周にて2mm以上必要であったが、術前のボーンサウンディングは全周4mmであった。よって、移動後に4mmの厚みをもった歯肉が形成されることを考えると、2mm以上の骨の削除が必要となる。同様に、術前補綴マージンが同縁である7|のコアの周りに2mmのフェルールを確保するためには、術前のボーンサウンディングは全周4mmであったため、2mmの骨削除が必要であった。

浸潤麻酔下にて、頬側は歯肉溝切開、口蓋側は歯肉縁下切開、遠心はディスタルウェッジを形成した後、フラップを開き、軟組織デブライドメントを終了したところ、隣接部の骨レベルが低くて頬舌側骨レベルが高いいわゆるネガティブアーキテクチャーが認められた（図7）。

十分な注水下でラウンドバーにて隣接面歯槽頂において2mmの骨削除を行った後、その位置より頬舌的にラウンドバーを移動し骨削除を行い、さらに歯槽骨頬舌側面にグルーブを形成した。その後、隣接部の骨レベルより高い位置にある頬舌側

症例3

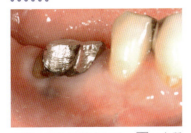

図⓫ 術前口腔内写真。6⌐の歯質の不足、フェルールの不足が認められる

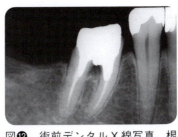

図⓬ 術前デンタルX線写真。根分岐部相当部にX線透過像が認められる

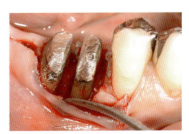

図⓭ 歯根分割術後の口腔内写真。隣接面部において歯冠長延長のための骨削除を同時に行った

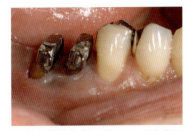

図⓮ 矯正的挺出術前の口腔内写真。軟組織治癒後、ブラケットを接着して矯正的挺出を行った

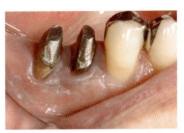

図⓯ 術後の口腔内写真。十分な歯冠長とフェルールが確認される。補綴物マージンは歯肉縁上に位置する

部の骨、ウィドウズピークを削除して同レベルとした。さらに予期しない歯肉レベルの後戻りを防ぐため、歯槽骨をなだらかに整形して頬舌側面にスキャロッピングを行い、理想的なポジティブアーキテクチャーの付与に成功した（図8）。この後、頬側は骨膜縫合にて根尖側移動を行いフラップを閉じた（図9）。術後3ヵ月、十分な長さの歯冠長とフェルールが確認される（図10）。

■症例3：臼歯部（骨削除と矯正的挺出）

6⌐に根分岐部病変が存在するため、その改善のための治療が必要になった（図11、12）。根分岐部病変の由来は、X線写真による診査の結果、髄床底部のパーフォレーションによるものと診断し、歯根分割術の適応を考えたが、分割後に生じる補綴物マージンの位置が深い歯肉縁下に設定される事態を憂慮した。また同時に、いま現在コアの周りにフェルールがないことも考慮して、歯根分割術に加えて歯冠延長術を行い、その後、骨レベルの不整を修正するために矯正的挺出を計画した。

浸潤麻酔下にて歯肉溝切開を行い、フラップを開き、歯根分割と同時に骨削除を行った（図13）。軟組織の治癒後に矯正装置を装着して（図14）、矯正治療を行った。予想される補綴物マージン設定予定の歯質が歯肉縁上に露出するのを確認した後（図15）、補綴処置へ移行した。

術後管理

術後は、感染予防と消炎のため抗菌薬と消炎鎮痛薬を処方する。また、創面付近は毛の軟らかい歯ブラシを用いて丁寧にブラッシングすることを指導する。抜糸は1～2週間以内に行う。露出根面は、歯肉の治癒を確認しながら可及的に治癒を妨げないように配慮して暫間補綴物を修理して保護し、知覚過敏が強い場合は知覚過敏抑制剤を使用する。

最終補綴物のための形成、印象採得は、術後の歯肉形態の変化を待って行う。歯冠長延長術の後、1年にわたって歯肉の形態変化が起きることが文献的には報告されている[4]が、実際の臨床では、歯肉の形態変化のピークが過ぎる3ヵ月を最低限必要な待機期間として、その後、補綴処置に移行する。

【参考文献】

1) Gargiulo W, Wentz FM: Dimensions and relations of the dentogingival junction in humans. J Periodontol, 261-267, 1961.
2) Kois JC: Altering gingival levels: The restorative connection Part 1: Biologic variables. Esthet Dent, 6: 3-9, 1994.
3) Cohen ES, 鴨井久一（訳）：コーエン 審美再建歯周外科カラーアトラス. 西村書店, 新潟, 2009.
4) Pontoriero P, Carnevale G: Surgical crown lengthening: a 12-month clinical wound healing study. J Periodontol, 72: 841-848, 2001.

歯周治療 12

根分岐部病変に対する外科処置

吉野敏明[1] *Toshiaki YOSHINO*　田中真喜[1] *Maki TANAKA*

1）神奈川県・誠敬会クリニック

はじめに

これまで根分岐部病変に対する処置に関して、歯科医師・歯科衛生士はともにたいへん苦慮してきた。まず、根分岐部病変が起こる機序があきらかになっておらず、発症した病態に応じて外科的、あるいは補綴的に対症療法として治療してきた経緯がある。根分岐部病変に対して補綴的処置を行うためには抜髄が避けられないことがほとんどであり、これによって歯根破折を招きやすかった。また、生物学的幅径を侵すことがほとんどのため（図1）、そのままでは上下的な生物学的幅径の差によって新たに歯周ポケットを生じてしまうことがあり、部分矯正を行う必要性が高かった（図2～5）。そのために、「抜髄→外科→部分矯正→補綴」というステップを踏むものの、労力と時間を費やすわりには予後が不良（歯根破折が多い）であった。また、GTRなど初期の再生療法でも成功率があまり高くないため、インプラント治療の進歩に伴い、現在では徐々に切除療法は行われなくなりつつある。本項では、根分岐部病変に対する基本的な処置と治療をまとめる。

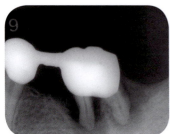

図❶ 咬合に起因する歯内－歯周病変で3度の根分岐部病変となり、ヘミセクション後にブリッジとした症例。7遠心根の近心側と遠心側の付着位置に著しい違いがある

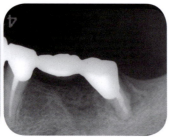

図❷ 初診、2000年。7に2度の根分岐部病変を認める

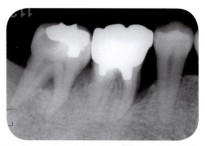

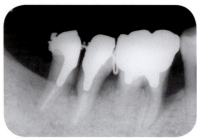

図❸ 抜髄後、メタルコアにて築造してMTM開始

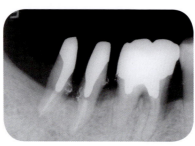

図❹ MTM終了。この後、6の近心の再生療法を行った

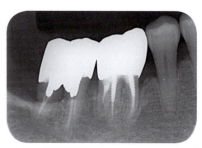

図❺ 小臼歯部から大臼歯部にかけてなだらかな骨の連続性を認める。術後16年であるが、良好な経過を認める

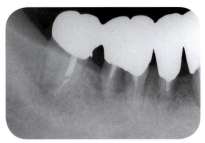

図❻ 慢性歯周炎患者において、水平的な骨吸収によって動揺度が増大し、歯冠幅径の長い連結クラウンで固定されていた症例。6̄は3度の根分岐部病変である

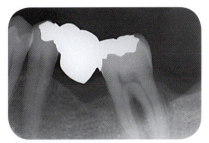

図❼ 不適切な設計のブリッジによって応力がかかり、6̄は3度の根分岐部病変になっている

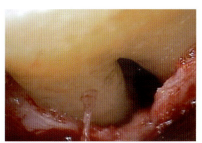

図❽ 同部の拡大写真。根分岐部の骨欠損を認める

根分岐部病変とは

　根分岐部病変とは、複根歯の歯根分岐部に骨吸収が起こり病巣を生じさせ、細菌感染が起こっている病態である。原因は、歯周病原細菌由来の細菌感染が根分岐部に波及したもの、エナメルプロジェクションの存在で根分岐部が結合組織性ではなく上皮性の付着となっていて感染しやすくなっているもの、う蝕由来の歯髄炎や上行性歯髄炎となり、歯髄の根分岐部側枝由来で根分岐部感染が起きたもの、治療過誤で根分岐部にパーフォレーションを起こして感染したものなどがある。また、歯根破折によって根分岐部病変様の病態を示しているものなどがある。

　しかしながら、その多くは慢性歯周炎患者の歯周炎由来で発症していると考えられている。それらは、慢性歯周炎患者が長期にわたって骨吸収を進行させて骨レベルの上縁が根分岐部より下に位置して根分岐部病変になったもの（図6）、あるいは局所の咬合因子によって根分岐部に限局して骨吸収が進行したもの（図7、8）などに分けられる。

根分岐部病変の分類

　根分岐部病変の分類にはさまざまものがあるが、一般にはLindheとNymanの分類[1]、またはGlickmanの分類が現在でも用いられている。根分岐部の破壊状態の検査には、根分岐部用のプローブ（ファーケーションプローブ）を用いる（図9）。さらに、現在は歯科用コーンビームCTが普及し（図10）、より正確で精密な形態の診断が可能になった。また、歯科用内視鏡では根分岐部を直視することも可能である（図11、12）。

1. LindheとNymanの分類（図13）

1度 … 根分岐部周辺の水平的な付着の喪失（アタッチメントロス）が歯の幅径の1/3を超えない状態

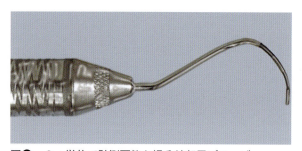

図❾　3mm単位で計測可能な根分岐部用プローブ

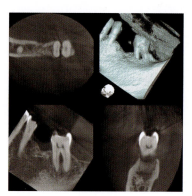

図❿　図7症例のコーンビームCTによる3次元的画像診断。根分岐部の状態が3Dでもわかる

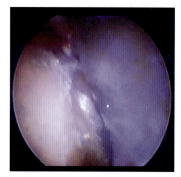

図⓫a　歯科用内視鏡による、7⏌の直視像。歯石が付着しているのを認める

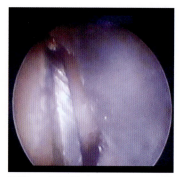

図⓫b　同画像による、SRPの様子。直接歯石を見ながらSRPを行える

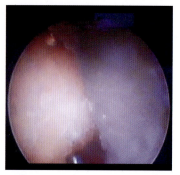

図⓫c　同画像による、ルートプレーニング後。オーバースケーリングなしに歯根面の滑沢化が目視できる

2度…根分岐部周辺の水平的な付着の喪失（アタッチメントロス）が歯の幅径の1/3を超えるが、根分岐部を通過しない状態

3度…根分岐部において頬舌的または近遠心的にプローブが貫通する状態

2．Glickmanの分類（図14）

1級…根分岐部に発生する初期の病変で、X線上では骨吸収像が確認できない状態

2級…根分岐部の歯槽骨吸収が存在し、プローブを挿入できるが貫通はしない状態

3級…根分岐部病変が進行し、プローブを挿入すると貫通はするが、周囲が歯肉で覆われている状態

4級…根分岐部が口腔内に露出しており、プローブが自由に貫通する状態

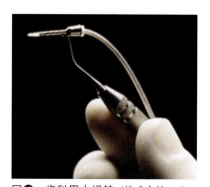

図⓬　歯科用内視鏡（株式会社モリムラホームページ、PERIOSCOPYより）

　これ以外にも根分岐部病変の分類は存在するが（Hampの分類、Tarnowの分類など）、CTも含めた診断機器が発達しているため、まずは基本の分類を押さえたい。

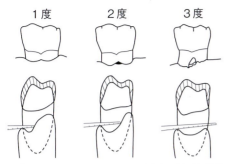

図⓭ LindheとNymanの分類の図（文献[1]より引用改変）

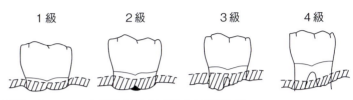

図⓮ Glickmanの分類の図（文献[1]より引用改変）

根分岐部病変に対する外科処置の診断と分類

　根分岐部病変に対する外科処置は、根分岐部の病態に応じて治療法が異なる。基本は切除療法であり、再生療法だけで予知性の高い治癒を求めることは難しい。現在ではインプラント治療の予知性が高いので、2度の根分岐部病変でも、状態によっては抜歯してインプラントにする場合もある。ここでは、古典的な治療も含めた、根分岐部病変に対する外科のアプローチを示す。

1．切除療法
1）トンネリング（図15）

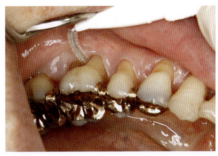

図⓯ トンネリングによって根分岐部の清掃が可能になった状態

　一般的に下顎大臼歯2根の2度以上の根分岐部病変に対して、歯肉切除術、歯肉弁根尖側移動術、根分岐部歯質の切削のいずれか、または組み合わせによって根分岐部を完全に口腔内に開放し、歯間ブラシなどの補助清掃用具によって清掃を可能とする術式である。長所は歯髄の保存が可能であることだが、清掃用具の挿入を可能にするために根分岐部の歯の切削が必要なことが非常に多い。そのため、知覚過敏が生じやすい、う蝕罹患性が高くなる、根分岐部とその近遠心の付着の位置が異なり、プラークが溜まりやすい、清掃が難しいなどの欠点がある。現在はあまり行われていない。

2）ルートセパレーション（図16〜19）
　主に下顎の2根の大臼歯で行われる。抜髄後に根を近遠心に分割し、必要に応じて矯正を組み合わせて補綴処置を行い、根分岐部の清掃を可能にする。通常、根分岐部の骨は破壊・吸収されて骨レベルが低く、分割しただけでは付着の位置の差が大きく、清掃不良やポケットの増大によって予後不良となることが多い。そのため、分割後にMTMによって歯根離開を行い、鼓形空隙の大きさを整え、また挺出をすることで根分岐部底部の骨レベルを整え、その後骨削合によって骨レベルを整えることで予知性を高くする。なお、抜髄と補綴治療が不可避なこと、外科処置が複数回になること、歯質の削合が大きく、歯根破折を招きやすいことなどの欠点がある。

3）ルートアンプテーション（図20、21）
　複根歯のいずれかの根を抜根し、歯冠形態を変更せずに行う根分岐部に対する切除療法である。一般的には上顎第1大臼歯に行うことが多い。抜根した部分のう蝕罹患性が高くなること、歯根破

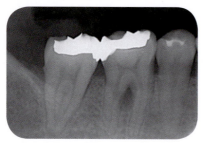

図⑯　初診時。6|に3度の根分岐部病変を認める。根分岐部の近遠心の骨レベルの差を解消するために根分岐部に対する再生療法を行い、歯の保存を図った

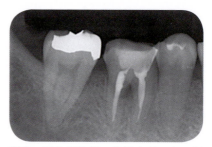

図⑰　再生療法後、抜髄を行った。根分岐部の骨様組織が増大し、デンタルX線写真において不透過性が増加していることを認める

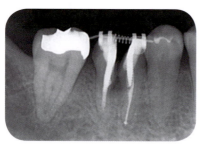

図⑱　MTMによって、歯根の分離と挺出を行っているところ。近遠心の骨の位置が高くなっていることがわかる

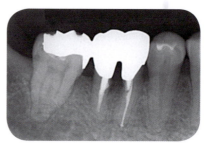

図⑲　その後、骨削合と付着歯肉増大のために部分層弁による歯肉弁根尖側移動術を行った。そして、歯根破折予防のために隣接する7|と連結した。X線的に骨レベルが移行的になっていることがわかる。治療の予知性を高めるために、本症例では抜髄、再生療法、歯根分割、骨削合と部分層弁による歯肉弁根尖側移動術という手間暇と時間のかかる治療となった

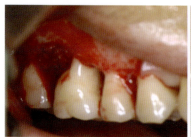
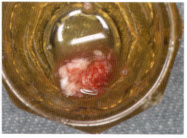

図⑳　6|の遠心頬側根をルートアンプテーションし、抜歯窩に自家骨移植を行った。右図は上顎結節から採取した自家骨

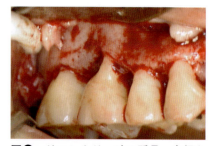

図㉑　リエントリー時の所見。良好な骨様組織を認める

折を招きやすいことなどの欠点がある。

4）ヘミセクション、トライセクション（図22、23）

歯根を分割して抜根し、補綴によって機能回復する方法である。下顎で行う場合をヘミセクション、上顎で行う場合をトライセクションという。

2．歯周組織再生療法

再生療法単独での根分岐部の治療は極めて困難である。再生療法の限界を補うために、切除療法

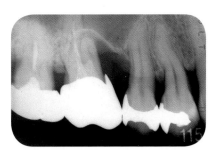
図❷ 初診時．6̲の根尖に及ぶ局所的な骨吸収を認める

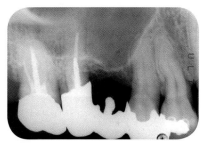
図❷ 近心頬側根を抜根して自家骨移植を行い，骨レベルを均等化したうえで，6̲6̲5̲4̲のブリッジとした．術後6年

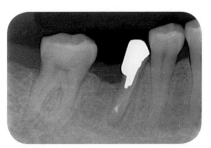
図❷ 根分岐部病変でヘミセクションされていた部位の近心根の破折で来院．近心根は保存不可能である．ブリッジとインプラントは両方とも予知性が高い術式であるが，患者の強い希望で歯の削除を望まなかったので，インプラントを選択した

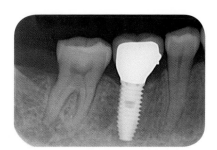
図❷ インプラント治療後

と補綴処置を併用して行うことが多い．上記症例（図16〜23）はそのほとんどが再生療法を併用しているので，参考にされたい．再生療法[2]には主に以下の4つがある．

①自家骨移植
②GTR
③骨補塡材や成長因子を用いた方法
④再生療法に、切除療法、再生療法、矯正などを併用した方法

3．インプラント（図24、25）

根分岐部病変の最大の欠点である、歯質の劣化と削合による歯根破折を回避するために、根分岐部病変を有する歯を抜去する場合、多く選択される方法だと思われる．とくに無髄歯であり、根分岐部病変を有する前後の歯のいずれか、もしくは両方が無髄歯である場合は、ブリッジにして歯根破折を誘発するよりも得られる利益が高いため、インプラントを選択することが多い．逆に、前後の歯が有髄歯であれば、ブリッジの場合、歯を削るデメリットはあるが、術式が単純であること、歯根破折を起こす可能性が極めて低いこと、費用が安く済むこと、やり直しの治療が可能であること、上顎洞などに近接している場合はサイナスリフトなどが不要なことから、メリットは大きい．

【参考文献】
1) 石川 烈（監）：歯周病学．永末書店，京都，1996：182-183．
2) 高橋慶壮，吉野敏明（編著）：エンド・ペリオ病変の臨床．医歯薬出版，東京，2009：104．

歯科小手術　実践編

歯周治療 13

もう一度学ぶ GTR 法

後藤弘明 *Hiroaki Goto*　東京都・ごとう歯科
齋藤　淳 *Atsushi Saito*　東京歯科大学　歯周病学講座

どこまで再生は起こるのか？

　中等度以上の歯周炎患者では、歯周基本治療での徹底した炎症のコントロールによって歯周ポケットは減少し、フラップ手術に代表される組織付着療法を行えば、さらに改善が期待できる。しかし、失われた歯周組織がもとに戻るわけではない。条件を満たす骨欠損がある症例に対しては、組織再生誘導法（GTR法）などの歯周組織再生療法を適応し、再生を図る。患者にとっても魅力的な治療法であるが、その適応とゴールを明確にしておかないと、思うような結果を得ることができない（図1）。

　適応とゴールを見据えるために、期待できる再生量を推測する必要がある。臨床で骨欠損を見ると、つい過大な骨再生を期待してしまう（図2）。骨芽細胞は骨膜、骨内膜、歯根膜、そして骨髄に多く存在している[1]。臨床で健全セメント質や歯根膜の存在の確認は困難であるが、残存している支持骨の最歯冠側までは再生の可能性があると考えられる。骨が厚い3壁性骨欠損は、血餅が維持されやすく、残存歯根膜や骨などから、未分化間葉系細胞などの再生に関与する細胞の遊走・増殖を期待しやすい。逆に、1・2壁性骨欠損や薄い骨壁しか残っていない場合は、再生には不利である。

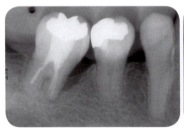
a：術前

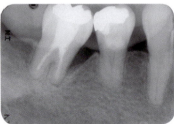
b：術後

図❶　GTR法で期待していた再生が得られなかった症例。53歳、女性。術前のデンタルX線写真（a）では、近心傾斜した6｜近心に垂直骨欠損を認める。GTR後2年（b）での透過性の改善は限局的である。歯周組織検査ではプロービングデプス（PD）4mm以上の歯周ポケットの残存が確認された

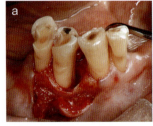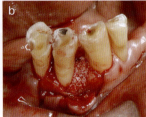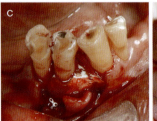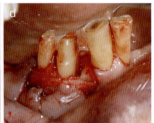

図❷　過大な再生を期待した症例。70歳、男性。a：｜4近心に深い2壁性骨欠損を認めた。b：骨補塡材を併用したGTR法を選択した。欠損の体積を超える量を塡入した。c：吸収性GTR膜の設置。d：1年後の再評価時、PD 4mmを超える歯周ポケットが確認されたため、2度目の手術を行った。大きく骨欠損は改善していたが、まだ垂直性の骨欠損が残存していた

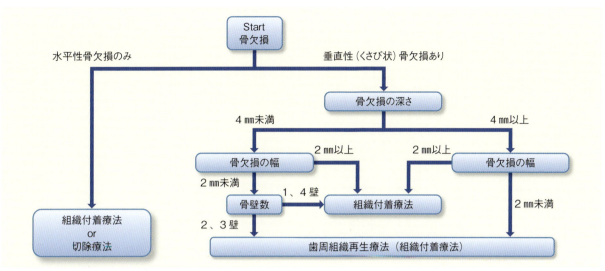

図❸ 骨欠損の状態による歯周外科手術の選択基準[2]

表❶ GTR法の適応症

1. 歯周外科が行えるような全身状態
2. 根分岐部病変：Lindhe 1度・2度
3. 垂直性骨欠損：2ないし3壁性
4. 施術部位に十分な幅の角化歯肉が存在

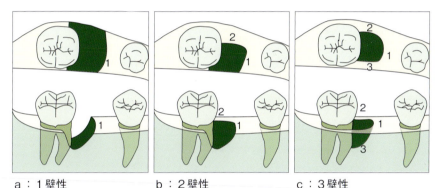

a：1壁性　　　b：2壁性　　　c：3壁性

図❹ 骨欠損の骨壁数

GTR法を行う判断基準

骨欠損の状態による歯周外科手術の選択基準[2]を図3に示す。GTR法の適応症は2ないし3壁性の垂直性骨欠損、根分岐部病変は2度までとされている（表1）。実際の骨欠損形態はほとんどが複合型であり、欠損底部は3壁でも歯冠側では2壁・1壁となっている場合が多い（図4、5）。適応となる根分岐部病変は、垂直性骨欠損を伴った2度根分岐部病変で、長いルートトランクをもち、隣接部に十分な骨が残存していることが条件となる。隣接面部の骨頂より歯冠側に骨が再生される可能性は少ない（図6）。2度以上の根分岐部病変では、下顎の2度が最も予知性が高く、上顎頬側2度、上顎近遠心2度、3度の順で予知性が低下する。

骨欠損の形態や幅だけではなく、歯肉の一次治癒を得るために血流への配慮も必要となる。そのため、歯根間距離や歯肉の性状・厚みも考慮しなければならない。具体的には、歯根間距離が3mm

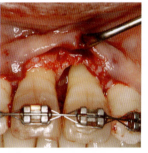

図❺ 垂直性骨欠損の例。残存している骨壁数は、根尖側では3壁性だが、歯冠側に向けて2壁、1壁と変化している

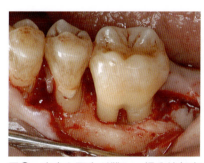

図❻ 完全な再生が難しい根分岐部病変の例。6 に水平性吸収が認められ、再生させたい根分岐部の骨欠損は、5 遠心の骨よりも歯冠側まである

以下の場合や角化歯肉がほとんどない場合、歯肉が極端に薄い場合などでは、術後に歯肉が裂開する危険性が高い。

GTR法とエナメルマトリックスタンパク質（EMD）を使用した再生療法とでは、一般的には臨床成績に差がないとされている。しかし、スペースメイキングが難しい、いわゆるnon-containedである骨欠損部には、EMD単独の場合より効果があると考えられる。GTR法のデメリットとしては、手技の煩雑さと剥離した歯肉の治癒に重要な血流の阻害の可能性が挙げられる。

言うまでもないが、患者の背景や糖尿病などの全身状態の把握は重要である。歯周組織破壊については病態・原因を把握し、歯の動揺、歯根破折やエンドの問題、歯の位置異常など問題がある場合は、再生療法以前にそれらを解決できるかを検討する。また、再生療法には結果がわかるまでに1年ほどの時間を要するうえ、一度の手術で確実に成果が出せるとも限らない。わずかでも歯周組織の再生を得ることは貴重だが、手術的・時間的・費用的負担と得られる成果を天秤にかけて、再生療法を行うかを吟味・相談する必要がある。とくに補綴が予定されており、再生療法を行っても解決できない問題が残存することが予測される場合は、一口腔単位で考えて他の選択肢も検討する必要がある。

GTR膜

現在、GTR法で主に使用されているのは吸収性膜であり、高分子化合物とコラーゲンのものがある（表2）。前者であるジーシーメンブレン（ジーシー）[3]はやや張りがあり、吸収性糸にて歯に固定する必要がある（図7a）。非架橋型コラーゲン膜であるBio-Gide（デンタリード）は、水分に触れると柔軟性が増し、骨壁に馴染むので扱いやすく、吸収性糸などで追加固定を必要としないことが多い。2層構造をしていて、滑らかな細胞遮断層が軟らかい結合組織細胞に対するバリアとなり、多孔性の層が骨組織の統合をサポートする（図7b）。骨欠損形態によっては骨再生が起こる空間を確保するため、自家骨や他種骨などの骨移植材と併用する。

吸収性膜と骨移植材のコンビネーション法の実際

現在、われわれは骨欠損形態にもよるが、Bio-GideにBio-Ossを併用した方法を選択することが多い。われわれが行った多施設臨床研究では、6ヵ月という短期の評価ではあるが、プロービングデプス(PD)の改善は平均約4mm、臨床的アタッチメントレベル（CAL）の改善は平均3.4mmと良好な結果が得られている[4]。以下に術式のポイントを示す。

1．浸潤麻酔

歯肉弁の血流の観点から、歯間乳頭部や辺縁歯肉へ直接刺入しての麻酔は避ける必要がある。歯肉歯槽粘膜境付近の歯槽粘膜に刺入し、できるだけ根尖側に麻酔液が流れないように、指やミラーヘッドなどで押さえながら、近心から遠心へと水平に麻酔針を進めていく（水平麻酔：図8）

2．切開

GTR法では通常、歯肉溝切開または歯肉縁（頂）切開を選択するが、歯間乳頭部の歯肉を最大限保存する工夫を必要とする。歯根間距離が2mm以上ある場合は、modified papilla preservation technique（MPPT）[5]を用い、2mm以下であればsimplified papilla preservation flap（SPPF）[6]を用いる（図9）。

また、欠損歯歯槽堤では歯槽頂切開を用いる。血液供給を確保するために縦切開を入れる場合は、骨欠損部より1歯以上離す。

3．剥離・減張切開

全層弁にて剥離を行う（図10a）。確実に骨膜が切れていれば、強い力は必要としない。無理矢

表❷ 主な吸収性GTR膜の種類と特徴

製品名	販売	成分	吸収期間	特徴
ジーシーメンブレン	ジーシー	乳酸／グリコール酸共重合体	8週～4ヵ月	吸収性糸にて固定
Bio-Gide	デンタリード（Geistlich）	ブタ由来のコラーゲン	12～24週	非架橋重合型。扱いやすく縫合糸による固定は不要なことが多い
BioMend	白鵬	ウシのアキレス腱由来のコラーゲン	4～8ヵ月	扱いやすく縫合糸による固定は不要なことが多い

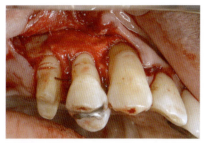

図❼a ジーシーメンブレンの応用例。膜を吸収性糸で縫合固定している

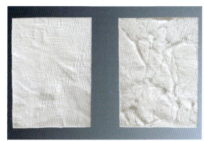

図❼b Bio-Gideの構造。二層設計であり、「UP」と表示された滑らかな側（左）と粗い側（右）があり、粗い側を欠損に向けて配置する（Bio-Gide添付文書より引用）

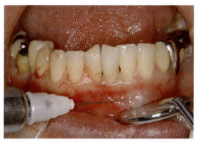

図❽ 水平麻酔の例。歯肉歯槽粘膜境よりわずかに根尖側に刺入し、根尖側に麻酔液が拡散しないようにブロックしながら、目的部位に十分な量の浸潤麻酔を行う

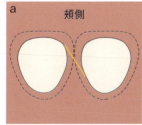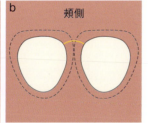

図❾ 歯間乳頭部の切開法。 a：Modified papilla preservation technique、 b：Simplified papilla preservation flap

理剥離しようとすると歯肉弁を損傷する恐れがあるので、いま一度、切れていない骨膜がないかを確認し、切開する。必要に応じて、縫合時にテンションがかからないよう減張切開を加える。

4．デブライドメント

骨欠損内の不良肉芽組織を掻爬し、歯根面にスケーリング・ルートプレーニング（SRP）を行う（図10b）。ここで汚染物質を除去しきれず残してしまうと、再生は望めない。専用のバーや超音波チップ、よく研磨されたスケーラーを用いて徹底的にデブライドメントを行う。

5．骨移植材の塡入

あらかじめ滅菌生理食塩水や血液に浸しておいたBio-Ossを塡入する（図10c）。塡入する量は、再生が望める骨の量を推察して決める。それ以上に塡入しても再生が望めないばかりか治癒を阻害したり、歯肉弁で覆うことが困難となる。患者の同意が得られ、自家骨の採取が可能なケースでは、骨移植材と混ぜて使用することもある。

6．GTR膜の設置

Bio-Gideには裏表があり（図7b）、それぞれに違う性能があるため、間違えないようにしなければならない。滅菌ホイルなどの試適膜を準備し、骨欠損を3mmほど余分に覆うようにトリミングし、同じ形にBio-Gideをトリミングして設置する（図10d）。

7．縫合

再生療法では、歯肉弁の一時治癒を得ることが、再生の成功を左右する。そのため、縫合時に歯肉弁がテンションフリーな状態である必要がある。縫合時にきつく締めなければ歯肉弁が閉鎖しないようであれば、それはテンションフリーな状態とはいえず、その場合は減張切開を加える。縫合法は、基本的に垂直マットレス縫合と単純縫合の組み合わせを用い、歯間乳頭の幅が狭く刺入を減ら

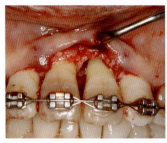 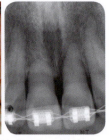 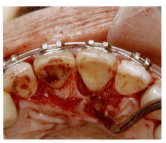 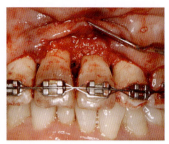

図⑩a〜g　GTR法の術式の流れ（60歳、女性）
a：歯間乳頭の幅が2mm以下のため、SPPFにて切開（左）。全層弁を形成後、丁寧に肉芽組織を除去し、出血をコントロールしてSRPを行う。術前のデンタルX線写真（右）。1̲にカップ状の透過像を認める

図⑩b　歯冠側では2壁性、根尖側では幅の広い3壁性骨欠損であった

図⑩c　骨移植材（Bio-Oss）の塡入。ここでは0.25〜1.0mmの顆粒サイズを選択した

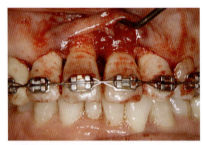 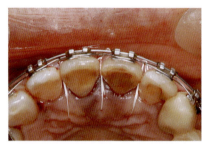

図⑩d　Bio-Gideの設置

図⑩e　改良型垂直マットレス縫合にて縫合

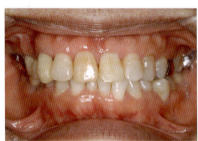 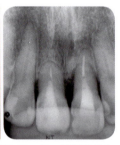 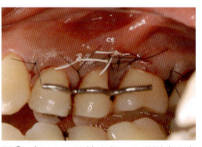

図⑩f　術後1年（左）。PD 3mmで安定している。術前の骨欠損部に不透過像が確認できる（右）

図⑪　4̲にGTR法を行った症例（42歳、女性）。MPPTにて切開、通法に従いGTR膜を設置後、マットレス縫合と単純縫合にて閉鎖した。あらかじめベンディングしておいたワイヤーと接着性レジンで暫間固定を行った

したいときには、改良型垂直マットレス縫合を用いる（図10e）。

　術後の腫脹の際にも歯間乳頭部にテンションがかかるので、あまりきつくなりすぎないように縫合する。慎重に縫合する必要があるため、とくに最初のうちは時間がかかる。術前に行った浸潤麻酔も切れかけて、刺入の際に疼痛を訴える場合がある。

　また、術後鎮痛薬が効くまでにも時間がかかるため、縫合前のタイミングで浸潤麻酔を追加するようにしている。

8．術後注意とブラッシングの指示

　術後は、浸潤麻酔が切れる前に鎮痛剤を服用してもらい、痛みに配慮する。減張切開を行っている場合は出血斑が出る可能性があること、出ても必ず消失することを再度説明する。また、術後の腫脹は、術後2〜3日でピークを迎えることも再度説明するようにしている。その間は洗口液を使用してもらう。ブラッシングは、抜糸までは手術部位には行わないように指示をする。術後1週間

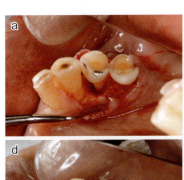
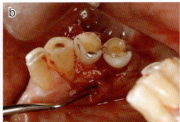
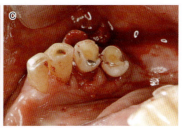
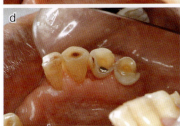
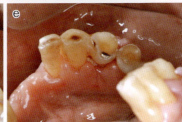

図⓬ GTR膜が露出してしまった症例（70歳、男性）。a：4̄に2壁性の骨欠損が認められた。b：デブライドメント後、Bio-Ossを填入した。c：Bio-Gideの設置。d：術後2週、裂開とメンブレンの露出を認める。e：術後1ヵ月、上皮で閉鎖している

に術者サイドで清掃を行い、2週間後を目処に抜糸を行う。抜糸後も2ヵ月間は歯間ブラシの使用は避け、軟毛ブラシのみでのブラッシングを指示する。

9．その後の来院時期の指示と再評価の時期

1ヵ月に1回は来院してもらい、術後6ヵ月まではプロービングは行わない。その後も定期的にリコールしてメインテナンスを行う（図10 f）。

GTR法：その他の注意点

1．固定

動揺が認められる場合は、術直後からワイヤーと接着性レジン（図11）、暫間被覆冠などを用いて暫間固定を行い、力をコントロールして、手術部位の安静を図る。ワイヤーを使用する際は術前にベンディングしておくとよい。術後6ヵ月くらいで動揺の再評価を行う。

2．歯肉弁が裂開してしまった際の対処

術後に歯肉弁が裂開し、GTR膜が露出してしまった場合、排膿などの炎症症状がなければ洗浄を繰り返し、歯肉が閉鎖するのを期待する（図12）。現在用いられている吸収性膜では、最終的には吸収するので大きな問題にはならないが、裂開が起こると期待できる再生量は少なくなると考えられる。

期待される成果を得るために

GTR法は、今日でも優れた歯周組織再生の術式であるが、期待される成果を得るためには、術者の知識と技術が必要である。実際の術式も重要であるが、その前に適切な検査・診断があり、プラークコントロールやSRPを中心とした原因除去としての歯周基本治療がある。その過程で、術者が炎症の軽減による歯周組織の反応をよく観察し、患者は口腔内状態の改善を経験することが大切である。術者が患者と良好な関係を構築し、歯周外科治療ならびに再生療法への理解と協力を得ることが成功の鍵となる。

【参考文献】
1) Melcher AH: On the repair potential of periodontal tissues. J Periodontol, 47: 256-260, 1976.
2) 特定非営利活動法人日本歯周病学会（編）：歯周治療の指針2015，日本歯周病学会，2016.
3) 山之内一也，他：吸収性膜を用いたGTR法の臨床効果について．日歯周誌，36：884-894，1994.
4) Irokawa D, et al.: Periodontal regenerative therapy of intrabony defects using deproteinized bovine bone mineral in combination with collagen barrier membrane: A multicenter prospective case-series study. Int J Periodont Restorative Dent (in press).
5) Cortellini P, Tonetti MS: The modified papilla preservation technique. A new surgical approach for interproximal regenerative procedures. J Periodontol, 66: 261-266, 1995.
6) Cortellini P, Prato GP, Tonetti MS: The simplified papilapreservation flap. A novel surgical approach for the management of soft tissues in regenerative procedures. Int J Periodontics Restorative Dent, 19: 589-599, 1999.

歯科小手術　実践編

歯周治療 14

EMDによる再生療法の威力を組織学的に評価する

長谷川嘉昭 Yoshiaki HASEGAWA
東京都・長谷川歯科医院

　時の流れは早いもので、90年代前半に普及したゴアテックス膜を用いたGTR法は、いまや衰退し、エムドゲイン（以下、EMD法）による歯周組織再生療法が主流になっている。EMD法が導入されて今年で20年目を迎えた。フォローアップしている臨床例もかなりの数になったため、EMD法による歯周組織再生療法を、デンタルX線写真やCBCT画像、さらに組織切片の病理診断から再評価することで、その効果を客観的に見つめ直し、さらに再生療法における勘どころを整理してみたい。

デンタルX線写真

　従来の再生療法（GTR法）と異なり、EMD法は生物学的再生を目的とするため、術後のデンタルX線写真において歯槽硬線を明瞭に観察できる特徴がある（図1）。

　これは、EMDの期待される作用
　1．凝集して不溶性被膜を形成する
　2．セメント芽細胞が被膜に付着する
　3．シャーピー線維を埋入した無細胞セメント質が形成させる
　4．機能的配列を有する歯根膜が形成させる
　5．歯槽骨の形成
のなかの4．に合致し、臨床的に再生を推察するうえで、デンタルX線写真は非常に有効な撮影方法であり、患者に対する被ばく線量も最小限に抑えられる。

　このとき、撮影は二等分面法ではなく、極力平行法で撮影することが肝心である。

CBCT画像

　歯科用コンビームCT（CBCT）を臨床導入して、今年で10年目を迎える。いまでは再生療法における術前・術後の診断のみならず、歯科治療全般にわたり欠かせないツールの一つになった。

　被ばく線量がデンタルX線写真より格段に高い欠点はあるものの、事実経過を正確に残せるメリットは計り知れない（図2〜6）。

CBCT画像からのシミュレーション

　歯周病の診断には、プロービングチャートとデンタルX線写真は欠かせないが、CBCTから得られる情報量は非常に大きく重要である。図7〜11のケースをとおして、小手術におけるCBCT画像について考察する。

根分岐病変における骨再生の可能性

　臨床家にとって根分岐部への骨再生は命題であ

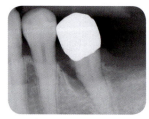
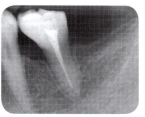

a：術前　　　　　　　　b：術後11年経過
図❶　近心に9mmの歯周ポケットがあり、骨内欠損形態は2〜3壁性であった。術後11年経過しているが、全周2mmで安定している

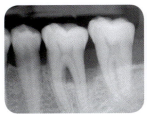

a:　　　　　　　b:

図❷　再生療法後3年経過時の比較
デンタルX線写真では、骨再生（歯槽硬線）は確認できるが、三次元的な改善は簡単にイメージできるものではない。また、術前の骨内欠損形態を十分に把握することは困難といってよい

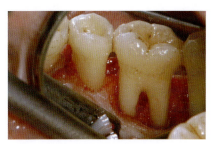

図❸　廓清終了時の口腔内写真
術前のデンタルX線写真だけで、この骨内欠損形態を正確にイメージできる臨床家はいったいどれだけいるのだろうか？　できるかぎり術前にCBCT画像を準備することをお勧めしたい。必要なときに早急に対応してくれる医療機関との連携は、臨床上かなりのメリットになるはずである

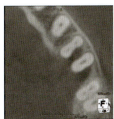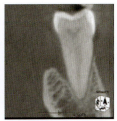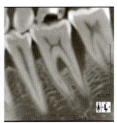

a：axial　　　b：coronal　　　c：sagittal

図❹　術前のCBCT画像
術前の骨内欠損形態を三次元画像で把握できるCBCT画像の優位性は、デンタルX線写真の比ではない。Bone Housingを含めて垂直性骨内欠損形態を正確に診断できるため、骨再生の術後予測も可能になってきた。
遠心根のみを解析すると、2壁性＋3壁性骨内欠損で骨吸収の角度は25°程度であり、かなりの改善を期待でき得る状況にあることがわかる

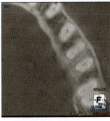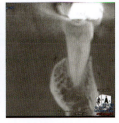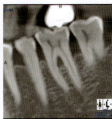

a：axial　　　b：coronal　　　c：sagittal

図❺　術後3年経過時のCBCT画像
3年後のCBCT画像からは、どこに・どれだけの骨再生が得られたのかが一目瞭然である。根分岐部を完全閉鎖する骨再生が期待できずとも、術前予測どおり遠心根の骨内欠損は顕著に改善していることがわかる。さらにBone Housingが明瞭になり、水平性の骨内欠損形態に変化していることがわかる。ここまで改善したら、後の定期検診が格段に楽になる。また、CBCT画像からも歯周靭帯が明瞭に観察されることも臨床的には好都合である

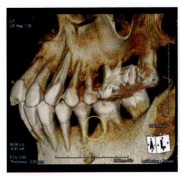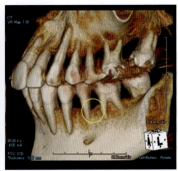

a：術前　　　　　　b：術後8年経過

図❻　ボリュームレンダリング画像比較
ボリュームレンダリング画像は、患者への理解度をさらに高めるため、メタルアーチファクトが少ないときは、有効な説明ツールになることを忘れてはいけない。
患者はいつの時代も真摯な説明と真実を要求するものである……。術前・術後の経過を見せることで、歯周組織再生療法の効果を実感していただけることだろう

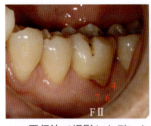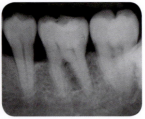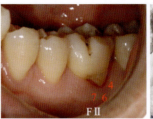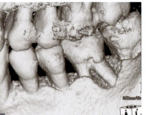

　　a：平行法で撮影したデンタルX線写真　　　　　　　　　　b：CBCTのボリュームレンダリング

図❼　歯周外科治療が必要な場合、aのデータから明確な切開線をシミュレーションすることは可能だろうか？　bのデータのほうが情報量が圧倒的に多いことに疑いの余地はない。患者に与える外科的侵襲度合を考えると、切開・剥離は最小限にするべきであり、CBCT画像を利用することで、施術前に切開線のシミュレーションできるメリットは両者にとって大きい。また、患者に病態説明する際の納得感が、以前より増したように感じるのは筆者だけではないだろう

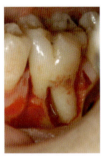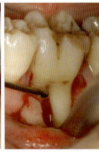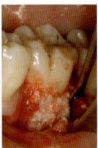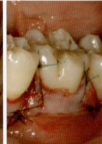

図❽　術前のCBCT画像から骨内欠損形態が把握できているため、近・遠心にMGJを越える縦切開を入れてフルフラップ弁を展開し、必要最小限で術野を確実に明視化できるようにした。
エムドゲインを塗布する際は、骨面からの出血を最小限にコントロールして、確実に廓清した歯根面にファーストコンタクトさせることが肝心である。縫合は、縦切開部から始め、歯肉辺縁部はマットレス縫合にて歯冠側移動させることが基本である

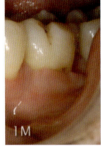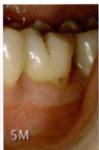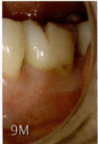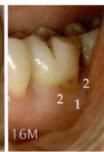

図❾　術後は、徹底的なプラークコントロールと動揺状態の管理を細かく行うことが大切となる。歯周パックは極力行わず、施術直後から含嗽と軟毛ブラシによる歯肉マッサージを行い、抜糸は2週間を目途にするとよいだろう。また、患歯に動揺が残る場合は、確実な固定を長期間（臨床的には6ヵ月程度も珍しくない）行うことをお勧めする

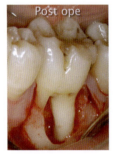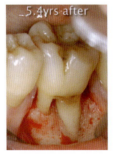

　　a：手術中　　　b：術後5年4ヵ月

図❿　術後5年4ヵ月経過時のリエントリー
根分岐部内の骨内欠損は、骨様組織で満たされ再生されていることが確認できる。
しかし、遠心根の頬側には骨がなぜ再生していないのかと疑問が残る。その解決の糸口が、CBCT画像の解析から浮かび上がってきたのである。それは、axial画像から見た歯牙と歯槽骨の位置関係に起因するのではないかとの鑑別診断方法である

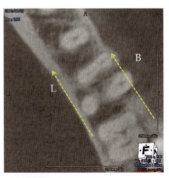

図⓫　|6のaxial画像
axial画像から、歯根の位置が本来の骨幅の中に収まっていない、いわゆる裂開状態。
Bone HousingとRoot Positionの不調和から起こる骨再生の場を失った状態にあることがわかる。いくらオーバーフィリングしても骨再生が起こらない原因が、ここにあったのだ

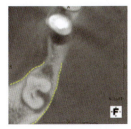 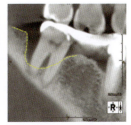 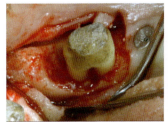 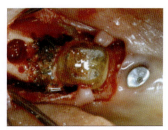

　a：術前の axial 画像　　　b：術前の sagittal 画像　　　c：術中の舌側面観　　　d：骨移植材塡入後の咬合面観

図⓬　7┘の遠心側には1〜3壁性の幅の広い骨内欠損と、舌側にⅡ度の根分岐病変があり、一見するとHopelessに感じるが、歯根自体は Bone Housing 内にあり、遠心側には自家骨を供給できる足場が存在している。根分岐部の完全閉鎖は無理でも、再生療法によって歯周組織が改善すれば、歯を保存できる可能性を秘めている。そこで、歯根面を廓清したあと遠心側から自家骨を採取し、EMDと混ぜて骨内欠損部に塡入し、骨膜減張したのち縫合した

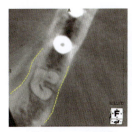 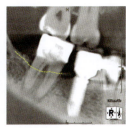 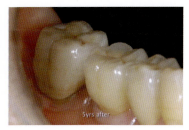

　a：術後の axial 画像　　b：術後の sagittal 画像　　c：

図⓭　術後5年経過時のCBCT画像から、術前の垂直性骨内欠損はほぼ消失していることがわかる。根分岐部の完全閉鎖は無理でも歯牙と歯髄は温存され、十分機能し続けている。

この患者は、数軒の歯科医院で7〜5┘部に3本のインプラント治療が必要であると診断を受けてから、わざわざドイツから当院にお越しになった。
5┘は歯根破折していたため欠損部にはインプラントで対応したが、これは7┘を死守する目的のための戦略的埋入であり、インプラント治療をすることが目的ではない。
1本の歯にこだわり続けることが、いまの歯科界に最も必要なことであると確信している

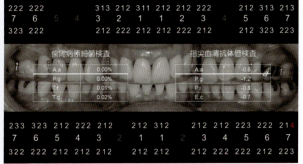

図⓮a　6┘の近心から遠心に抜けるⅢ度の根分岐病変があるシビアなケースであり、患者の歯周病原細菌検査からはレッドコンプレックス、さらに指尖血清抗体価検査からは、P.g.菌に対して143.6との高値を示した

図⓮b　術後5年6ヵ月経過時の検査値であり、両スクリーニング検査の数値はすべて正常値に戻っている。抗菌療法を行うことなく、徹底的な歯周基本治療と両側臼歯部への再生療法の効果で、現在まで良好な経過を辿っているのがわかる

り、長年の夢でもあった。その夢への可能性が、EMD法とCBCT画像診断から、一歩前進した実感がいまの筆者にはある。

1957年にPrichardが行った歯間部露出法（Interdental Denudation Procedure）が、再生療法の先駆けになり、半世紀を経過したいま、骨移植材との併用療法により、その適応症が拡大してきた（図12〜16）。

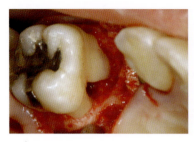 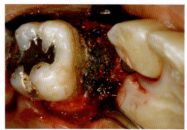

a : 　　　　　　　　　　b :

図❶ 近心の根分岐部開口部にはエナメルプロジェクションがあり、完全に遠心側にthrough & through 状態であった。幸い歯石の沈着は少なく、Er:YAG レーザーとハンドインスツルメントを用いて可能な限り廓清を行い、EMDと骨移植材を併用し、表面を炭酸ガスレーザーにて止血・蒸散したのち縫合した

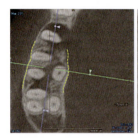 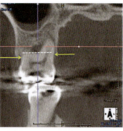 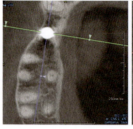 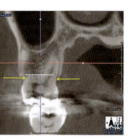

a : 　　　　　　　　　　　　　　　　　　b :

図❶ CBCT画像のBone Housing診断から、頬側と口蓋側の骨縁より根分岐部の開口部が下にあることが判明した。僅かな可能性ではあるが、再生の足場が確保できているため、再生療法に踏み切る決断をした。5年6ヵ月経過したいまも、歯周ポケットは全周で2mmをキープし、根分岐部開口部にはプローブを挿入することはできない。
われわれ歯科医師は、可能性があるかぎり歯の保存にこだわって臨床に取り組むべきであり、インプラントは、必要に応じて上手に使いこなせばよいと考えるべきである

骨再生は本当なのか？

再生療法を施術した患者10名の10ヵ所より生検を調べたRaymondによれば、3つが完全な再生所見を示し、3つが新付着で、残り4つが長い上皮性の付着であったと報告している。また、すべての症例には、病的な歯周ポケットはなかったと追記している。

日頃の再生臨床において、その評価を正しく判定することは不可能であり、プロービングやデンタルX線写真とCBCT画像からしか判断できないのが臨床現場の感覚である。そうした意味において、この論文はかなり的を射る感じがした（図17、18）。

2015年に出版された米国歯周病学会のSystematic reviewを読んだ方からは、ただのケースレポートであり、EBMを無視した症例選択であり、無謀であるとお叱りを受けるに違いない。しかし、私は一臨床家として目の前の患者（歯）を何とか助けたいとの一途な想いでいままで取り組んできた。EBMを否定するつもりは微塵もないが、縛られるつもりもまたない。医師である岩田健太郎氏は、自身の著書『患者様が医療を壊す』（新潮社）のなかで、こう書かれている。

「EBMを突き詰めれば突き詰めるほど、患者さんから離れていってしまう。医療現場ではそのさじ加減が大切である」

まさに同感であり、若き臨床家は失敗を恐れずチャレンジしてほしいと切に願い、稿を閉じたい。

【参考文献】
1) Avila-Ortiz G, De Buitrago JG, et al.: Periodontal regeneration-furcation defects: a systematic review from the AAP Regeneration Workshop. J Periodontol, 86 (2 Suppl) : S108-130, 2015.
2) Yukna RA, Mellonig JT: Histologic evaluation of periodontal healing in humans following regenerative therapy with enamel matrix derivative. A 10-case series. J Periodontol, 71: 752-759, 2000.

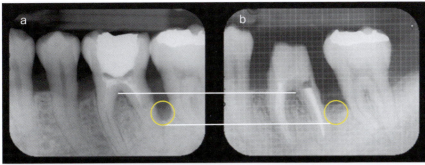
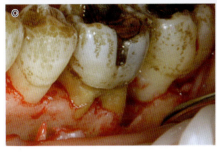
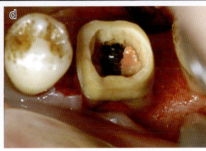

図❶ ⎿6遠心側の骨内欠損に再生療法を施術し、補綴物を装着してから5年後に近心根が破折して抜歯を余儀なくされた症例
a：術前のデンタルX線写真。遠心に9mmの歯周ポケット
b：術後10ヵ月経過時のデンタルX線写真
c：術中の骨内欠損状態。頬側は裂開し、遠心に2〜3壁性の骨内欠損
d：術後10ヵ月のリエントリー。遠心根の骨内欠損は骨様組織で満たされている

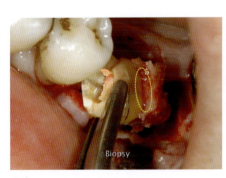
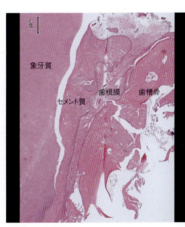
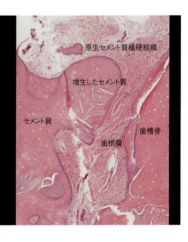

a：　　　　　　　　b：
図❽　患者からの同意を得たうえで再生した骨様組織も取り込んで抜歯し、その生検を東京歯科大学臨床検査病理学講座の井上 孝教授に病理診断をお願いした。
その結果は、セメント質・歯根膜・歯槽骨の再生を確認し、Yukna & Mellonig の論文[2]にある3つの再生と同等の成果を得た。すべての症例において同様な結果を導くことはあり得ないとしても、再生療法における効果は十分にあることを知ってほしい

歯科小手術 実践編

歯周治療 15

根面被覆

石川明寛 Akihiro ISHIKAWA
東京都・田園調布 歯周病・インプラントセンター 石川歯科医院

　われわれ歯科医師は毎日、口腔内の診査を行っているが、歯肉退縮している歯牙をよく目にする。患者さんはカリエスや歯周病についてある程度の知識をもっていることが多いが、歯肉退縮を被覆できる治療があることはほとんど知らない。根面被覆について説明すると、「治すことができるのですか」と驚いたような声を出す方が多い。欧米ではすでにポピュラーな治療になっており、とくに米国においては患者さんから治療を希望し、根面被覆を専門的に治療しているPeriodontistもいると聞く。欧米で先行していることが、数年後に日本においてブームになることは枚挙にいとまがない。よって今後日本においても、根面被覆が歯周治療の大きな部分を占めることは当然予想される。
　本項では、根面被覆における診断法と筆者が行っている治療法を供覧する。

 歯肉退縮の原因

　歯肉退縮の治療をするには、まずはその原因を特定しなければならない。治療の判断や、治療後の再発予防を考えるうえで、原因の特定は不可欠である。歯肉退縮の原因は、「ブラッシングによる機械的外傷」、「歯周病による炎症」、「歯槽骨の裂開」、「歯牙の位置異常」、「修復物の問題」など複数の要因が関係していることが多い。

 露出根面の分類

　Millerの分類[1]（図1）が、臨床的評価をするうえで用いられている。これを十分理解して、ケースセレクションすることが重要である。

 根面被覆に及ぼす因子

　Millerの分類以外に根面被覆に及ぼす因子として、技術的因子と部位特異的因子が、2015年アメリカ歯周病学会（AAP）Regeneration Workshopに挙げられている（表1）[3]。

 術式と選択

　根面被覆の術式（表2）は大きく分けて有茎歯肉移植、遊離軟組織移植と再生療法があり、それらのコンビネーションがある。術式の選択は、2015年 AAP Regeneration Workshop[4]にDecision Treeが記載されているので参考にされたい。
　Root Coverageの術式はさまざまな変遷を経て、1985年のLanger B、Langer Lらによる「上皮下結合組織移植＋歯肉弁歯冠側移動術の併用療法：図2」が、それまでの遊離歯肉移植より、血液供給が有利であり、さらに歯肉のカラーマッチングがよいことが有用であるとされた。このようなオープンテクニックに替わり、その後、垂直切開を入れないクローズドテクニックである「Envelope procedure：図3」が行われるようになり、続いて多数歯において「Tunnel procedure：図4」が行われようになった。これらのクローズドテクニックは非常に繊細な手技を必要とするため、マイクロスコープにて行うのが望ましい。
　今回は、マイクロスコープを用いたEnvelope procedureとTunnel procedureについて解説する。

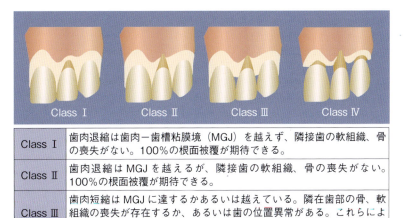

Class I	歯肉退縮は歯肉-歯槽粘膜境（MGJ）を越えず、隣接歯の軟組織、骨の喪失がない。100％の根面被覆が期待できる。
Class II	歯肉退縮はMGJを越えるが、隣接歯の軟組織、骨の喪失がない。100％の根面被覆が期待できる。
Class III	歯肉短縮はMGJに達するかあるいは越えている。隣在歯部の骨、軟組織の喪失が存在するか、あるいは歯の位置異常がある。これらにより、100％の根面被覆は不可能だが、部分的被覆は可能である。
Class IV	歯肉短縮はMGJに達するかあるいは越えている。隣在歯部の非常に大きな骨、軟組織の喪失と、大きな歯の位置異常の両方、またはどちらか一方があり、根面被覆は非適応である。

図❶ Millerの分類（文献[1]より引用改変）

表❶ 技術的因子と部位特異的因子（文献[3]より引用改変）

- ●技術的因子
  - 閉鎖時の過大なフラップの張力は予後を悪くする
  - 100％の根面被覆を獲得するには縫合後歯肉辺縁を2.5 mm CEJより歯冠側に位置させる
  - 4 mm以上の退縮は成功率が下がる
  - フラップの厚みが0.8 mm以上あると成功率は上がる
- ●部位特異的因子
  - 歯頸部の実質欠損の深さは根面被覆の達成量に影響する
  - 大きな小帯があるときは2回法を検討する（1回目：遊離歯肉移植〔FGG〕／2回目：上皮下結合組織移植〔SCTG〕あるいはエムドゲイン〔EMD〕＋歯肉弁歯冠側移動術〔CAF〕）
  - 角化粘膜が少ないとき。第一選択SCTG、第2選択FGGかEMD+CAF、あるいは側方弁移動術（LPF）

表❷ 根面被覆の術式

●有茎歯肉移植	●遊離軟組織移植	●再生療法
・側方弁移動術（LPF） ・二重乳頭法 ・歯肉弁歯冠側移動術（CAF） ・半月状移動術	・遊離歯肉移植（FGG） ・上皮下結合組織移植術（SCTG）	・GTR ・エムドゲイン（EMD）

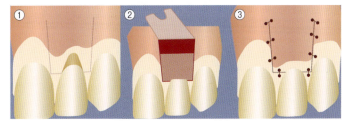

図❷ SCTG+CAF（文献[2]より引用改変）

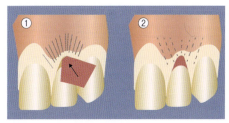

図❸ Envelope procedure（文献[2]より引用改変）

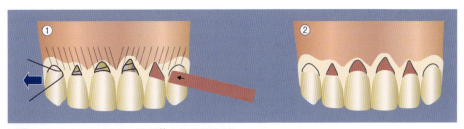

図❹ Tunnel procedure（文献[2]より引用改変）

症例

● 症例 1 （図 5 ～ 10）
患者：48 歳、女性
主訴：歯がしみる（図 5 : 3⏌）
Miller の分類：Class Ⅰ（Single recession）
術式：Envelope procedure

　まず切開 1（図 6）の部分の歯肉溝切開を入れるが、通常の 15C では乳頭部を切断してしまう可能性があるので、より繊細に切れる眼科用ブレード（図 7 a）を用いる。このメスは、メスを板状のブレードから折って使用するため、形状をある程度自由に変えられる。そこで、歯肉溝切開には細長い形態にすると切開しやすい（図 7 b）。

　続いて、骨膜上に沿って切開 2（図 6）で示した部分を封筒状に切開を行う。この切開は CK-2（図 8 b）というマイクロ用メスで始めから行ってもよいが、パーフォレーションをしないようメス先を気にしていると、歯肉縁部を傷つけてしまうことがある。そこで、ミニクレッセントナイフ（コブラヘッド：図 8 c）というさらに刃部が小さいメスである程度行い、歯牙より遠くなってミニクレッセントナイフでは届きにくくなったところで、CK-2 を使い、MGJ を越えた範囲の十分な切開を行うほうが、辺縁歯肉を傷つけにくい。

　またこの切開を進めていく際には、歯槽骨のアップダウンに追随するようにメス先を動かさないと、粘膜に穿孔を来す。メス先のアングルを、時には下に向けたり、上に向けたり、柔軟に対応することが肝要である。最後に細心の注意が必要なのは、隣在歯との歯間乳頭部を貫通させるための切開である。ここは、ミニクレッセントナイフを使用して乳頭にテンションをかけないようにしてゆっくりとメスを進める。貫通したかどうかの確認は、プロービング用のプローべがよい。

　続いて、結合組織を口蓋部より採取後、形態を整える。このとき、厚みを均一に調整しておかないと、辺縁歯肉部からエンベロープ内に入れていく際に、歯間乳頭にテンションがかかりちぎれてしまう恐れがある。入りにくいと思ったら無理をせずに、再度結合組織の厚みを減らすことが必要である。

　縫合 1（図 9）は、まず結合組織をエンベロープ内に引き込むため、エンベロープの最上端から縫合針を挿入して歯肉溝より出し、結合組織の断端に縫合針をかけて、再度歯肉縁から針を進めて最初の挿入点付近から縫合針を出す。この糸を引っ張ることにより、結合組織が歯肉縁よりエンベロープ内に引き込まれ、縫合する。

　縫合 2（図 9）は結合組織を歯冠側に固定するための縫合である。歯肉と下の結合組織を拾い、歯牙の口蓋側に回して懸垂縫合する。縫合針は 7-0 ナイロンである。

　縫合 3（図 9）は歯肉を歯冠側に移動するために行う。結合組織は縫合針で拾わないようにして歯肉縁部より出し、歯牙の口蓋に回して懸垂縫合する（図 10）。

● 症例 2 （図 11 ～ 19）
患者：33 歳、男性
主訴：見た目が気になる（図 11：⏌2 3⏌）
Miller の分類：Class Ⅰ（Multiple recession）
術式：Tunnel procedure

　複数歯を対象にした Tunnel procedure においても、まずは眼科用ブレードにて歯肉溝切開を加える（図 13）。次にミニクレッセントナイフを用いて部分層弁の切開を開始し、ある程度深くなったところで CK-2 を用いて MGJ を越えて切開する（図 14）。フラップをペリオ用プローベにて歯冠側に移動させて十分露出根面を覆うか確認し（図 15）、移動量が不足しているようであればさらに部分層弁の剥離をする。

　トンネルが完成したら、きちんとできているかプローベを使って確認する（図 16）。このとき、まずプローベを上下に動かして、トンネルに結合

症例1

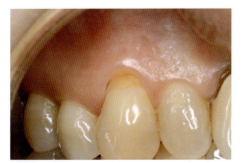

図❺ 初診時

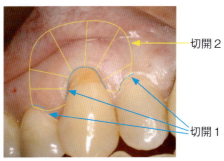

図❻ 切開する位置

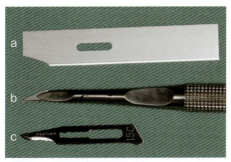

図❼ a：眼科用ブレード、b：ブレードを折ってホルダーに装着、c：15C

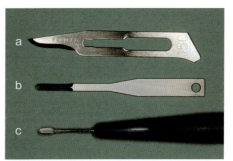

図❽ a：15C、b：CK-2、c：ミニクレッセントナイフ（コブラヘッド）

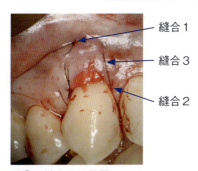

図❾ 縫合する位置

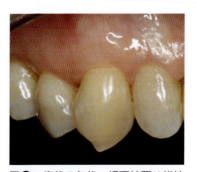

図❿ 術後5年後、根面被覆は維持されている

組織を入れる幅があるかも確認する。もし、プローベがスムースに上下できなければ、その部分は部分層が同じレベルになっていないので、引っかかる箇所を追加切開する。さらに、上方にもフラップを持ち上げて、結合組織の入るスペースがあることも確認する。この行程を十分しておかないと、結合組織を滑り込ませることが困難となるので、非常に重要である。

口蓋側から採取する結合組織は、長さが足りなくならないように少し長めにする。厚みにも症例1で述べたように注意する（図17）。結合組織をトンネルに挿入したら、症例1のように結合組織の固定と歯冠側移動を懸垂縫合にて行う（図18）。

症例2

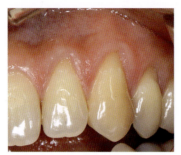

図⓫　初診時

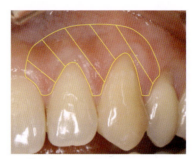

図⓬　2̲3̲の複数歯にTunnel procedureを行った。切開とエンベロープ作製は症例1の方法を2歯連続で行えばよいのだが、より繊細なメスさばきが必要となる

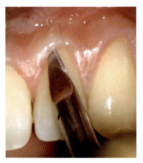

図⓭　眼科用ブレードにて歯肉溝切開

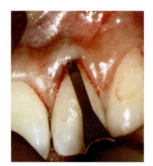

図⓮　CK-2にてMGJを越えて部分層弁を作る

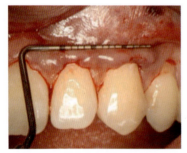

図⓯　フラップが歯冠側に十分移動して露出根面を覆うか確認する

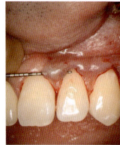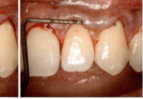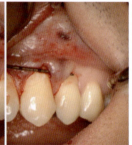

図⓰　トンネリングが十分形成されているかプローベを使って確認する

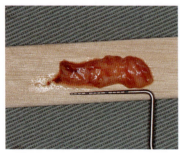

図⓱　口蓋より十分な長さの結合組織を採取し、適度な厚みに形成する。1̲遠心より結合組織を挿入する

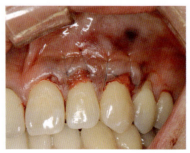

図⓲　症例1と同じく、結合組織を露出根面に固定する懸垂縫合と歯肉を歯冠側に移動する懸垂縫合を7-0のナイロン糸で行う

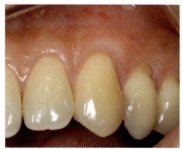

図⓳　術後4年経過。良好な予後である

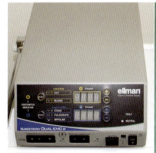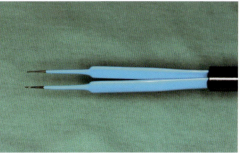

図⓴ バイポーラ（ellman）。血管をつまむと通電し、凝固して止血できる

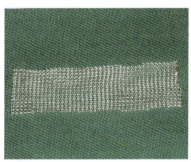

図㉑ サージセル（ジョンソン・エンド・ジョンソン）

口蓋からの出血

口蓋から結合組織を採取する際、大口蓋動脈からの拍動性出血を起こすことがある。バイポーラ（ellman：図20）で電気凝固すると、比較的容易に止血できる。他の外科処置時の止血にも有効である。

また、圧迫止血で出血が止まらず、出血点が確認できない場合や、静脈性のじわじわした出血があるときは、酸化セルロースのサージセル（ジョンソン・エンド・ジョンソン：図21）が薄くて有効である。出血部に置き、フラップを戻して縫合する。口蓋からの結合組織採取に際して止血をきちんとしていないと、戻したフラップの上皮組織下に血腫が形成され、フラップの壊死に繋がるので注意を要する。

なお、根面被覆した部位は、2週間はブラッシングしないように指導し、含嗽のみにする。

結合組織を移植する際は、どうしても採取したものを最大限移植したくなるが、多すぎるとフラップにテンションがかかり、組織の壊死を招くことがあるので、十分注意する。根面被覆はまだ日本では一般的に認知度の低い治療であるが、患者さんは下がってしまった歯肉が元に戻ると、諦めていただけに非常に喜ばれる。しかし、根面被覆は歯周ポケットに対する歯周治療に比べて患者さんに結果がはっきりわかる治療でもあるので、丁寧な組織の扱いが必要である。

【参考文献】
1) Miller PD Jr: A classification of marginal tissue recession. Int J Periodontics Restorative Dent, 5: 8-13, 1985.
2) Bouchard P, Malet J, Borghetti A: Decidion-making in aesthetics: root coverage revisited. Peridontol 2000, 27: 97-120, 2001.
3) Richardson CR, Allen EP, Chambrone L, et al.: Clinical periodontal soft tissue root coverage procedures: Practical applications from the AAP Regeneration Workshop. Clin Adv Periodontics, 5: 2-10, 2015.
4) Tatakis DN, Chambrone L, Allen EP, Langer B, McGuire MK, Richardson CR, Zabalegui I, Zadeh HH: Periodontal soft tissue root coverage procedures: A consensus report from AAP Regeneration Workshop. J Periodontol. 86 (Suppl 2)：S52-S55, 2015.

歯周治療 16

歯槽堤増大術

増田勝実 Katsumi MASUDA
東京都・福岡歯科 新川院

近年、患者が求める審美的要求度は高まり、審美領域にいろいろな問題を抱えた患者さんが来院する機会が増えてきた。歯周病の進行に伴う抜歯やインプラント治療失敗の結果、多くの歯周組織を喪失していることも少なくない。高度に吸収した歯槽堤に対して、審美性や清掃性、機能性の問題を残したまま可撤性有床義歯を装着すると、義歯は安定しない。また、インプラントやブリッジの障害にもなり、更なる歯周組織喪失の危険性も高くなる。このような欠損部の歯槽堤吸収の形態改善を目的とした方法として、歯槽堤増大術がある。

歯槽堤欠損に対しては、軟組織と硬組織の2つのアプローチがある。ここ30年ほどは、歯槽堤の欠損部増大にインプラント治療を前提としたGBR法による骨の再生が注目されてきた。一方、軟組織による歯槽堤増大術はさらに以前から提唱されており、歯槽堤増大術を併用したブリッジ補綴は、隣在歯の歯冠形態と調和のとれたポンティック形態が可能となり、審美性や清掃性、発音の改善や治療期間の短縮など依然多くのメリットをもつ。

本項では、軟組織に対する歯槽堤増大術を主に考察する。

軟組織の欠損形態の分類

軟組織を扱う歯槽堤増大術として、1979年にMeltzerが軟組織移植を使って前歯部の垂直的歯槽堤増大を行い、その後AbramsやLangerやSeibertなど多くの研究者が、いろいろな術式を考案した。術後の顎堤形態変化について、長期経過の報告はいまだ十分ではないが、Seibertをはじめ他の研究者からは、軟組織移植後の顎堤の吸収は若干あるものの、臨床的に安定した状態で、よい結果を示していると報告されている。

軟組織の移植による歯槽堤増大術にはいくつかの方法があり、一つの欠損部に対して複数回の処置を行うことも少なくない。そのため、可能なかぎり手術回数を少なくするために、歯槽堤の喪失程度について、術前に模型上で増大量や範囲をワックスアップなどで十分に診査し、適切な術式を選択しなければならない。

術式選択

Seibertの分類（図1）において、Class 1はClass 2よりも処置が簡単であり、Class 3が最も難しく複合的な移植が求められる。また、予後はClass1の頬舌的喪失が最もよいとしている。しかし、Seibertの分類には歯肉形態の欠損量が考慮されていなかったため、Allenらが軽度、中等度、重度の3つのサブクラスを追加し、2002年にWangらがHVC分類を提唱し、歯肉の喪失形態だけでなく、骨の吸収程度についてもクラス分けを加え、さらに各クラスに適した術式を示した（図2、表1）。

1. Seibert Class 1軽度（HVCの分類：H-s）：ロール法（図3）

顎堤喪失がSeibert Class 1で軽度であれば、有茎弁移植であるロール法が有効である。手術部位が1ヵ所でよく、患者負担が最も少ない術式で

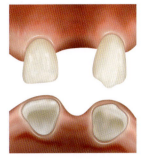 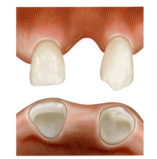 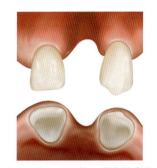

Class 1：頰舌的喪失　　　　Class 2：垂直的喪失　　　　Class 3：頰舌的、垂直的喪失
垂直的な高さは保たれている　頰舌的な幅は保たれている　Class 1、2のコンビネーション

図❶　Seibertの分類（文献[5]より引用改変）

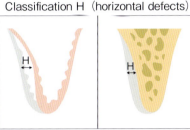

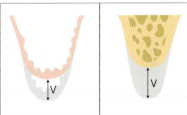

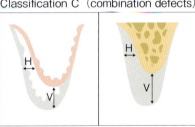

サブクラス	治療方法	
	ブリッジ	インプラント
H-s	ロール法 パウチ法 インレー移植術	リッジエキスパンジョン ベニア移植術 GBR
H-m	パウチ法 インレー移植術	ベニア移植術 GBR
H-l	インレー移植術 インターポジショナル移植術	ベニア移植術 GBR
V-s	インターポジショナル移植術	矯正的挺出 GBR
V-m	インターポジショナル移植術 アンレー移植術	矯正的挺出 GBR アンレー骨移植 ディストラクション
V-l	インターポジショナル移植術 アンレー移植術（予知性低い）	GBR アンレー骨移植 ディストラクション
C-s	軟組織移植術のコンビネーション	ベニア移植術 GBR
C-m	軟組織移植術のコンビネーション （予知性低い）	硬組織移植術のコンビネーション
C-l	治療困難 軟組織移植術のコンビネーションによる若干の改善可能	治療困難 口腔外骨移植 複数回の治療が必要

図❷　HVCの分類[2]（軽度：s；≦3mm／中等度：m；4〜6mm／重度：l；≧7mm）

ある。欠点としては歯肉の薄いタイプでは難しく、歯槽堤の増大量があまり期待できない。また、唇側の減張切開が不十分な場合、開放創部位にクレーターができやすい。

2．Seibert Class 1軽度〜Class 2軽度（HVC分類：H-s〜V-s）：パウチ法・上皮下結合組織移植術（図4）

パウチ法は、Seibert Class 1の軽度〜中等度（HVC分類：H-s〜H-m）に適しており、歯槽堤に縦切開を加えず上皮下に袋状の部分層弁にてパウチを形成し、その中に口蓋から採取した結合組織

表❶　歯槽堤増大術のアウトライン（文献[3]より引用改変）

1．軟組織に対する歯槽堤増大術の術式
1）パウチ法（Garber & Rosenberg 1981） 　①ロール法（Abrams 1980） 　②上皮下結合組織移植術（Langer & Calagna 1980） 2）インターポジショナル移植術（Seibert 1996） 3）アンレー移植術（Seibert 1983） 4）インターポジション型アンレー移植術（Seibert 1996）
2．硬組織に対する処置
GBR法

片を受容床と上皮でサンドイッチ状に挿入し、歯肉弁を閉鎖して歯槽堤形態を修正する方法である。

上皮下結合組織移植術は応用範囲が広く、Seibert Class 2の軽度（HVC分類：V-s）まで

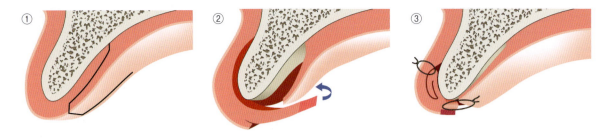

図❸ ロール法（文献5）より引用改変）
術式：①口蓋側より水平切開を入れ、口蓋側方向に長いベベルを付けて切開し、さらに縦切開を入れる。②口蓋側の部分層弁を剝離後、唇側へ全層弁で剝離する。③唇側の有茎弁を内側に折り曲げ、唇側のパウチの中に入れて縫合し、口蓋の歯肉弁も死腔ができないように縫合する

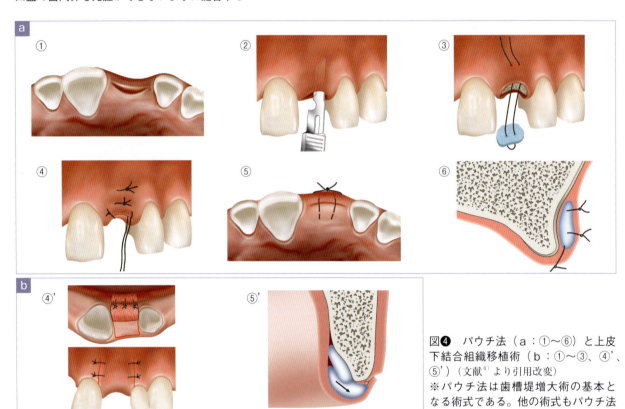

図❹ パウチ法（a：①～⑥）と上皮下結合組織移植術（b：①～③、④'、⑤'）（文献4）より引用改変）
※パウチ法は歯槽堤増大術の基本となる術式である。他の術式もパウチ法に準ずる

①口蓋側または歯槽頂から陥凹部に向けて丸みをもたせた水平切開を入れる。②No.15Cのメスにて粘膜弁の切開を、根尖側に向けて吸収を受けた部分を越えて行い、メスで唇側に剝離するようにしてパウチを形成する。③口蓋部より上皮付結合組織片を採取し、上皮を0.5mm程の厚みで取り除く。パウチ基底部から骨膜上に移植片を縫合糸（4-0または5-0、ガット糸またはヴァイクリル・ラピッド）でパウチの中に引き込み、糸の緊張に注意して縫合する。④⑥：その際、増大を望む部分で移植片の設置位置を決定する。④'⑤'上皮下結合組織移植術の場合、パウチに縦切開を加えることで弁が伸展し、複数の移植片を挿入することが可能となる。⑤一次切開を閉鎖して縫合する。術後腫脹するので、テンポラリーブリッジはポンティック基底部を十分に削除して装着する

適している。縦切開を加えて部分層弁を剝離して移植片を挿入する術式で、一次切開の閉鎖ができる範囲であれば結合組織片を複数移植することも可能である。これらの術式は比較的容易に行え、失敗が少ない術式である。欠点として、増大できる程度が限られ、一次閉鎖を得るためにフラップを牽引するので、MGJの歯冠側移動が起きる。極端なMGJの移動により付着歯肉が不十分となった場合は、FGG（遊離歯肉移植術）などの追加の処置が必要となる。

3．Seibert Class 1重度～Class 2重度（HVC分類：H-I～V-I）：インターポジショナル移植術（図5）

歯槽堤の幅や高さを増やすために、結合組織の移植片を増やしていくと、パウチ法や上皮下結合組織移植術では一次切開の閉鎖が困難となる。この

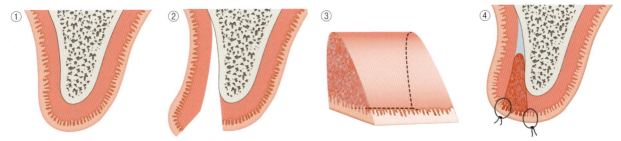

図❺ インターポジショナル移植術（文献[1]より引用改変）
術式：①歯槽堤増大部の横断面。②部分層弁切開にてパウチを形成。③移植片は楔形を呈し、移植片表面に上皮を残す。④周囲の組織と同じ位置に移植片を縫合固定する

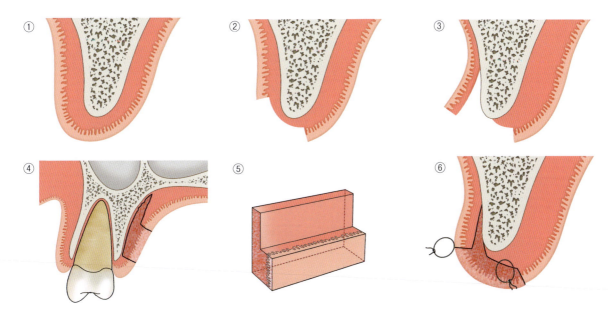

図❻ インターポジション型アンレー移植術（文献[1]より引用改変）
術式：①歯槽堤増大部の横断面。②アンレー部分に移植片を受けるため上皮を除去する。③結合組織の移植片を受け取るために、唇側にパウチを形成する。口蓋側はフラップをせず、移植片の固定源にする。④アンレー部分を含んだ上皮付結合組織移植片の切開ライン。⑤移植片の外観。⑥垂直的と頬舌的両方の獲得をするために適切位置に縫合する

場合は、インターポジショナル移植術が適応となる。パウチを形成し、その中に楔形の上皮付結合組織移植片を挟み込むようにして挿入し、周囲の上皮に合わせて縫合固定する。移植片の上皮にはパウチ内に位置する結合組織部分から血流が確保されるため、少しの量であれば移植片上皮を持ちあげ、周囲の組織より高い位置で縫合固定することで垂直的増大を獲得できる。

この方法は粘膜を減張切開しないため、MGJの歯冠側移動が起きにくい利点がある。

4. Seibert Class 2重度〜Class 3重度（HVC分類：V-I〜C-I）：インターポジション型アンレー移植術（図6）

歯槽堤増大術においてSeibert Class 3は術式の難易度が高く、術後の予知性も低い。このClass 3に最も適している術式が、インターポジション型アンレー移植術（Combination onlay-interpositional graft）である。アンレー移植術とインターポジショナル移植術、そして上皮下結合組織移植術のそれぞれの利点を最大限に利用してすべてを組み合わせた術式である。

その特徴は、一つの術式で歯槽堤の欠損に対して広範囲または頬舌的、垂直的なコントロールが可能である。インターポジショナル移植術で挿入された結合組織移植部分は、アンレー部分の上皮の血管再生を援助する。口蓋の供給側は、より小さな術後の開放創で、患者の不快症状は少なく、より早い治癒が期待できる。また、フラップを牽

症例

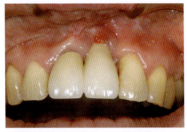
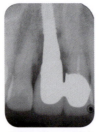
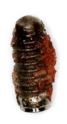
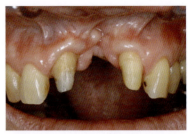

図❼ 1┘のインプラント周囲炎。歯肉の発赤、腫脹、排膿を認める

図❽ 著しい骨吸収を示す

図❾ 除去したインプラント体

図❿ インプラント除去後4ヵ月。Seibert Class 3の歯槽堤喪失を呈する

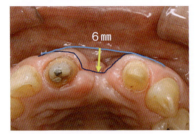
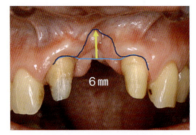
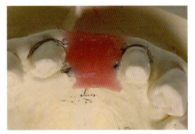

図⓫ 頰舌的に中等度の吸収

図⓬ 垂直的に中等度の吸収

図⓭ 術前に欠損部のワックス診査を行う

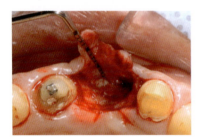
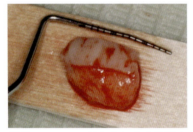
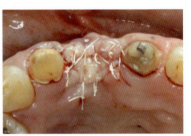

図⓮ 頰側にパウチを形成

図⓯ アンレー部を含む上皮付結合組織移植片

図⓰ 周囲の上皮に合わせて縫合固定

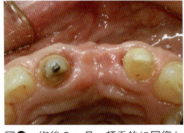
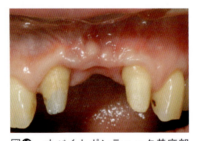
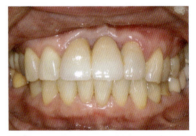

図⓱ 術後3ヵ月、頰舌的に回復した歯槽堤

図⓲ オベイトポンティック基底部の形態付与

図⓳ 術後3年、歯槽堤は安定している

引しないため、MGJの位置は歯冠側方向には移動しない。しかし、Class 3の重度（HVC分類：C-1）においては、複数回の治療を行っても改善が不十分となる可能性があり、GBR法の併用も検討すべきである。

図7～19に症例を呈示する。

口蓋からの移植片採取（図20）

歯槽堤増大術の要は、限られた範囲のなかで、十分な移植片をいかに安全に採取するかである。第一大臼歯から犬歯遠心間の口蓋部位に、最も厚い組織が存在する。前方の口蓋皺壁を含んだ移植片は治癒後に歯肉の形態不良となり、また前歯部粘膜下層は脂肪が豊富であり、血管再生の妨げになるので適当でない。さらに前歯部のCEJと大口蓋動脈との距離が近くなるので、結合組織の採取は犬歯遠心までにとどめておく。後方には大、小口蓋孔が存在し、小臼歯のCEJから7～17mmの部分に血管が走行している。CTGでは深部組織を採取するため、太い大口蓋動脈を損傷しない

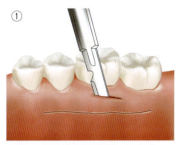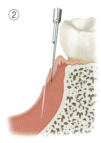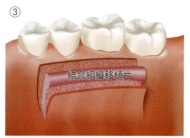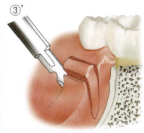

図⑳ 移植片採取方法（文献[4]より引用改変）
術式：①二次切開を一次切開に平行に入れる。②二次切開は、まっすぐ根尖方向に入れる。③③'縦切開は、移植片の末端に行う

ように第一大臼歯までにとどめるべきである。

上皮下結合組織移植片として採取する移植片の厚みは約2mmである。採取する予定部位の口蓋歯肉の厚みは、浸麻針を刺入し、その長さを測定することができる。また、移植片の厚みが薄いほど治癒は早いが、術後の収縮は大きくなる。移植片の結合組織表面の上皮形成は2週間で成熟し、周囲の組織に癒合するのに6週間かかり、術後の歯槽堤は約30％収縮し、6ヵ月で安定する。それゆえ、術後の収縮量を予測して採取する移植片の大きさを決定し、最終補綴物の装着時期は歯槽堤の術後吸収が安定するまで待たなければならない。

基本的な移植片採取術式を表2に示す。

供給側の出血に対する処理

歯槽堤増大術で最も大きな問題となるのが、供給側（口蓋）からの出血である。処置中にもし血管性の出血に遭遇したら、すぐにエピネフリン添加の局麻液を追加し、圧迫止血を行う。この処置でほとんどの場合止血可能であるが、もし不十分な場合は、その後に出血の位置を精査し、口蓋動脈または側枝の切断であれば、口蓋の出血元に近い場所や出血部位と口蓋孔と間に、1ヵ所または数ヵ所を圧迫縫合すると、出血を少なくまたは止めることができる。その後、出血部と大口蓋孔の間に縫合を追加する。それでも止まらない場合は最後の手段として、全層弁のフラップを開け、視覚的に出血する動脈を結紮する。術後に出血の可能性がある場合は、術前に止血用スプリントを制作しておき、術後完全に止血するまで装着しても

表❷ 基本的な移植片採取術式（Cohen, 1994）

1	触診により血管、神経の走行するBony grooveを確認する
2	一次水平切開を#15ブレードにて、歯肉辺縁より5～7mm離して水平に入れる。切開線は臼歯部から前歯部に向けて入れる。この切開線は骨に触れてはならず、ブレードが歯牙の口蓋側面に触れるような角度になるよう注意する
3	二次切開を一次切開に平行に2～3mm歯冠側に入れる。このとき歯肉辺縁より約3mm離すようにする。ブレード先端は骨に向け、必要な厚み（1.5～2mm）の移植片が得られるようにする。二次切開は必ずしも骨に触れる必要はないが、日本人では骨膜ごと取らないと十分な厚みが確保できないことが多い
4	必要な場合は縦切開を入れる。通常は近心のみ入れれば十分である
5	移植片の末端に水平切開を入れ、移植片を採取し、生食液中に保存する
6	採取部は濡れガーゼにて5～10分圧迫止血を行い、その後懸垂縫合する
7	通常、歯周パックは使用せず、開放創が大きい場合はテルダーミスやSurgicel片などをX縫合で固定する

らうことが有効である。

●

歯槽堤喪失となる主な原因は、歯周病の進行や歯牙の抜歯である。歯周病治療の徹底と管理、そして抜歯時には抜歯窩保存術（Socket Preservation）を併用するなど、術者は歯槽堤の温存に配慮することが最も大切である。

【参考文献】

1) Seibert JS, Louis JV: Soft tissue ridge augmentation utilizing a combination onlay-interpositional graft procedure. A case report. Int J Periodont Rest Dent, 16: 311-321, 1996.
2) Wang HL, Al-Shammari K: HVC ridge deficiency classification: A therapeutically oriented classification. Int J Periodont Rest Dent, 22: 335-343, 2002.
3) Seibert JS, Salama H: Alveolar ridge preservation and reconstruction. Periodontol 2000, 11: 69-84, 1996.
4) Cohen ES, 鴨井久一（訳）：コーエン 審美再建歯周外科カラーアトラス．西村書店，新潟，2009．
5) 小野善弘，他：コンセプトをもった予知性の高い歯周外科処置．クインテッセンス出版，東京，2013．

歯科小手術 実践編

歯周治療 17

レーザーの歯科小手術への応用

田中真喜[1] Maki TANAKA　吉野敏明[1] Toshiaki YOSHINO

1) 神奈川県・誠敬会クリニック

　現在、歯科治療の分野でさまざまなレーザーが使用されている。メス、回転切削器具、超音波スケーラー、ハンドスケーラーなどの従来型のインスツルメントでは、器具を接触させないと切開や歯石、肉芽の除去ができなかったが、歯科用レーザーを使用することにより、非接触治療が可能となった。レーザー光が当たれば組織に反応が起こるため、インスツルメントが届かずに治療を断念していた部位への治療も可能となり、さまざまな治療分野で適応拡大に繋がっている。

　しかし、レーザーは波長により組織に及ぼす影響はさまざまであるため、1種類のレーザーですべての治療分野を網羅できるということではない。われわれが日常臨床でタービン、5倍速、コントラエンジン、ストレートエンジンを使い分けるように、各種レーザーの特性を生かした使い分けをしないと、十分な効果が得られなかったり、思わぬ偶発症を引き起こす可能性があるため、注意が必要である（図1）。

歯科用レーザーの種類と特徴

　現在歯科臨床では、Er:YAGレーザー、炭酸ガスレーザー、Nd:YAGレーザー、半導体レーザーなどが使用されている。これら4種類のレーザーを光の波長で分類すると、半導体レーザー、Nd:YAGレーザーは近赤外線、炭酸ガスレーザー、Er:YAGレーザーは中・遠赤外線に分類される（図2）。これらの違いは、熱エネルギーの深部への到達度が異なり、組織透過型レーザーである半導体レーザー、Nd:YAGレーザーを使用する際には、熱エネルギーが目に見えている範囲だけではなく、深部にも及んでいることを十分に考慮する必要がある（図3）。

　また、軟組織、硬組織に対する各種レーザーの反応も大きく異なる。Er:YAGレーザーは硬組織用レーザー、炭酸ガスレーザー、半導体レーザーは軟組織用レーザーと分類できる（図4、5）。

　このように、レーザーの特性を考慮して使用しないと、思わぬ偶発症を招く可能性があるため、注意が必要である。

半導体レーザーでポンティック部の歯肉整形を行った症例（図6〜12）

　オベイドポンティックを装着するために、半導体レーザーを用いて歯肉整形を行った。筆者の使用する半導体レーザーのシステムはペンタイプでハンドリングがよいため、軟組織の細かい形態修正に最適なシステムといえる（図6）。半導体レー

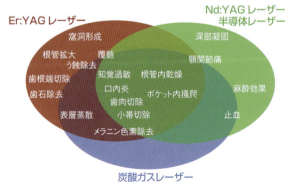

図❶　各種レーザーの臨床上の適応範囲（文献[1]より引用改変）

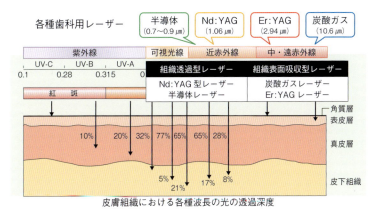
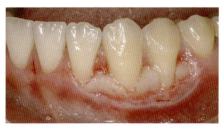

図❷ レーザーの波長による分類（文献1)より引用改変）。組織透過型レーザーは、深部まで熱エネルギーが到達することがわかる

図❸ 他院でNd:YAGレーザーで歯肉のメラニン除去を行った数日後に歯肉壊死が起こってしまった症例（千葉市・土岡歯科医院 土岡弘明先生のご厚意による）。熱エネルギーが深部にも到達してしまったことにより、処置から数日後に歯肉壊死が生じてしまっている。表層の組織変化だけでなく、どこまで熱エネルギーの影響が及ぶのかを十分に考慮したうえで処置を行わないと、思わぬ偶発症を引き起こしてしまう

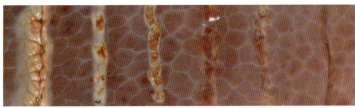

	電気メス 2W	半導体 パルス波2W	炭酸ガス 連続波2W	Er:YAG（注水なし） 200mJ, 10pps	Er:YAG（注水あり） 200mJ, 10pps	No.15メス
切開	◎	△	○	△	○	◎
止血	◎	◎	○	×	×	×
熱変性層	多	中	少	少	少	なし

図❹ 軟組織に対する各種レーザーの反応の違い。ブタレバーに同一出力でレーザー照射を行った。電気メスは、切開創の周りに白い熱変性層が大きく広がっているのに対し、半導体レーザー、炭酸ガスレーザーの熱変性層は少ないことがわかる。電気メスに比べ、レーザーは軟組織への侵襲が少ないことがわかる。また、半導体レーザー、炭酸ガスレーザーは止血効果があるが、Er:YAGレーザーには止血効果は期待できない

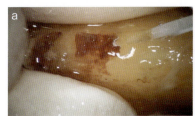
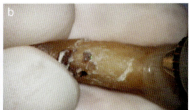
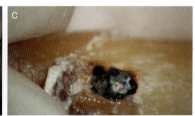
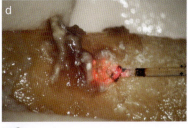

a：Er:YAGレーザーを歯石に照射。レーザー光が照射された部位の歯石が剥がれていることがわかる。チップの先端は歯石には触れておらず、非接触照射を行っている。また、歯根面に炭化層もできていない
b、c：炭酸ガスレーザーを歯石に照射。レーザーを照射した歯石と歯根面が焦げて、炭化層ができている。炭酸ガスレーザーは歯石除去には適していないことがわかる
d：半導体レーザーを歯石に照射。レーザーを照射した歯石が焦げて、炭化層ができている。半導体レーザーも歯石除去には適していないことがわかる

図❺ a〜d
硬組織に対する各種レーザーの反応の違い。抜去歯の歯根面の歯肉縁下歯石に同一出力でレーザー照射を行った結果

半導体レーザーでポンティック部の歯肉整形を行った症例

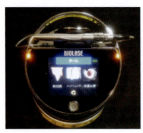

図❻ 当クリニックで使用している半導体レーザー（epic™：BIOLASE）

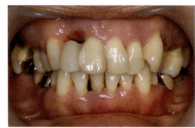 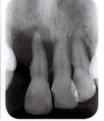

図❼ 47歳、女性。審美障害を主訴に来院。全顎的に重度歯周炎に罹患しており、1｜は保存不可能な状況だった

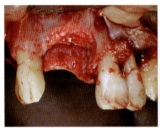 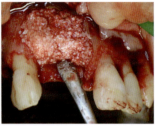

図❽ 抜歯後、GBRにて歯槽堤増大術を行った

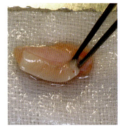 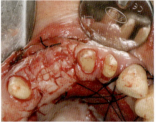

図❾ その後、さらに歯槽堤増大を図る目的で結合組織移植術を行った

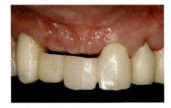

図❿ 術後2週。オベイドポンティックを装着するのに十分な組織量を獲得した

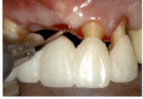 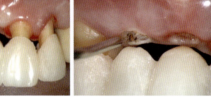

図⓫ 半導体レーザーでポンティック部の歯肉のスカロッピングを行った。ポンティック基底面の形態に合わせて、少しずつ歯肉整形ができ、止血しながら歯肉の形態を整えることができるため、術野を明瞭に保てることが最大のメリットである

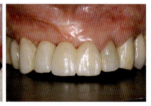

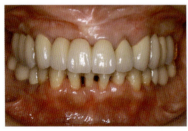 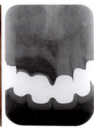 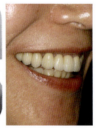

図⓬ 最終補綴セット時。審美的な回復が図られている

ザーは組織透過型レーザーのため、深部への熱エネルギーを考慮して、高出力での使用、長時間同じ部位に照射し続けることは避けたい。

炭酸ガスレーザーで頰小帯切除を行った症例（図13～19）

頰小帯の高位付着と角化歯肉が薄いことにより歯肉退縮を起こした症例に対し、結合組織移植と同時に、炭酸ガスレーザーを用いて頰小帯切除を行った。炭酸ガスレーザーは広範囲に照射できるため、半導体レーザーに比べ広い範囲に使用できるメリットがある。しかし、非接触照射のため、誤照射や神経に近い部位への照射は十分気をつける必要がある。小帯切除をレーザーで行う最大のメリットは、切開をしながら止血もできるため術野を明瞭に保てるだけではなく、術後に縫合の必

炭酸ガスレーザーで頬小帯切除を行った症例

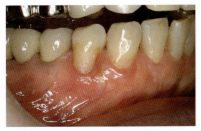
図⓭ 68歳、女性。4̄のブラッシング時の痛みと出血を主訴に来院した

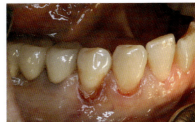
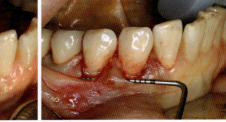
図⓮ 4̄のレジン充塡を除去し、受容床を形成した

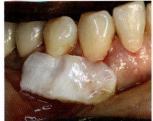
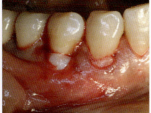
図⓯ 結合組織を受容床に設置した

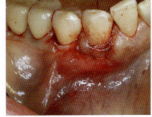
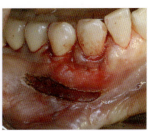
図⓰ 縫合後、頬小帯のテンションが強かったため、炭酸ガスレーザーで小帯切除と口腔前庭拡張を行った。術部位からの出血がないことが確認できる

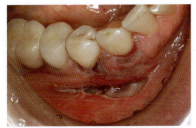
図⓱ 術後1日。創面からの出血はなく、痛みもない。治癒は良好である

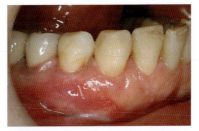
図⓲ 術後2週間。創面の治癒は良好である

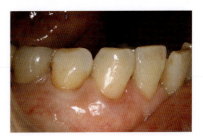
図⓳ 術後5年。良好な経過を辿っている

要もなく手術時間の短縮が図れ、術後出血のリスクを低減させることである。

炭酸ガスレーザーでインプラント2次手術を行った症例（図20〜26）

審美領域のインプラント治療を行う際には、2次手術時の歯肉のスカロッピングも予後に影響を及ぼす要因の一つである。インプラント2次手術に炭酸ガスレーザーを使用するメリットは、止血しながら施術できるため、術野を明瞭に保つことができること、また、術後の疼痛を最小限に留められることである。また、炭酸ガスレーザーは表面吸収型レーザーのため、熱エネルギーが深部にまで到達するリスクは半導体レーザーに比べると少ない。しかし、金属面に繰り返し照射を行うと、フィクスチャーの温度上昇に繋がり、オッセオインテグレーションの妨げになる可能性がある。そのため、同じ場所に数秒間連続で照射することは避け、施術中は水洗し、術部をこまめに冷却することが大切である。

Er:YAGレーザーを歯周組織再生療法に応用した症例（図27〜31、表1）

前述したとおり、硬組織に対して有用なレーザーは、Er:YAGレーザーとEr,Cr:YSGGレーザーである。Er:YAGレーザーの特徴は、非接触照射

17 レーザーの歯科小手術への応用　139

炭酸ガスレーザーでインプラント2次手術を行った症例

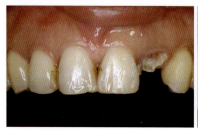
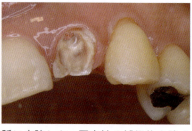
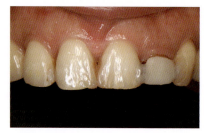

図⑳ 53歳、女性。2̲の歯根破折を主訴に来院した。固定性の補綴物を強く希望されたため、インプラント治療を行うこととなった

図㉑ 軟組織を温存する目的で、矯正的挺出を行った

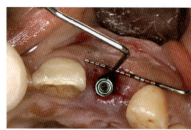
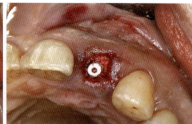
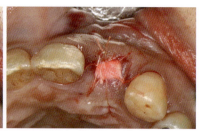

図㉒ 抜歯即時埋入を行った。インプラントと抜歯窩のギャップには、骨補填剤を填入し、コラーゲンスポンジを縫合し、軟組織を封鎖した

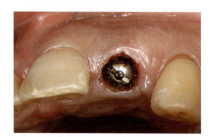
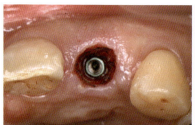
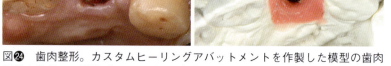

図㉓ 炭酸ガスレーザーで2次手術を行った。出血もなく術野を明瞭に保つことができている

図㉔ 歯肉整形。カスタムヒーリングアバットメントを作製した模型の歯肉形態を参考に、炭酸ガスレーザーで歯肉のスカロッピングを行った

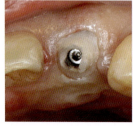
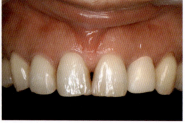
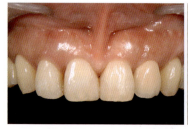
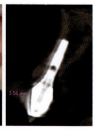

図㉕ カスタムヒーリングアバットメントとプロビジョナルレストレーションを装着。歯肉からの出血はなく、審美的な結果が得られている

図㉖ 最終補綴セット時。審美的な結果が得られている

で歯石や不良肉芽を除去することができる[2]だけではなく、回転切削器具や超音波スケーラーのように水が飛び散らないため、術野を明瞭に保つことができる。また、レーザー光が照射された根面、骨面が殺菌されるだけではなく[3]、組織の温度上昇を防ぎ、炭化層を作らないため[4]、組織に対するダメージを最小限に抑えることができる。そのため、再生療法時のデブライトメントには最適な機器であると筆者は考える。

●

歯科用レーザーを用いることにより、手技が簡便になり術中のストレスが軽減するだけでなく、

Er:YAGレーザーを歯周組織再生療法に応用した症例

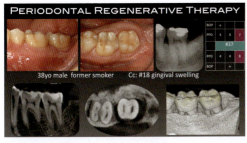

図㉗ 38歳、男性。「7の歯肉腫脹を主訴に来院した。遠心に深い歯周ポケットがあり、垂直性骨欠損を認める。Ⅱ度の根分岐部病変を認める。根分岐部よりも近遠心の骨頂が高い位置にあり、歯の動揺がなかったため、歯周組織再生療法を行うこととした

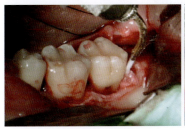 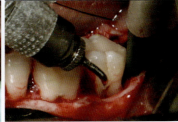

図㉘ Er:YAGレーザーで不良肉芽と歯石の除去を行った。レーザー光が当たれば肉芽や歯石が除去できるため、従来法のようなインスツルメントを到達させることができないためにデブライトメントができないということがなくなり、根分岐部などの狭くて深い空間もデブライトメントが可能になった。また、注水が飛び散ることがなく、術野を明瞭に保つことができるため、術中のストレスは従来法に比べて半減した

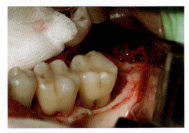 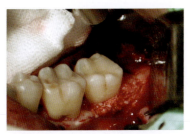 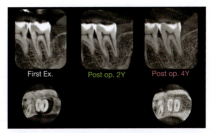

図㉙ デブライトメント後。炭化層の形成はない

図㉚ 骨欠損部に骨補塡剤を塡入し、フラップを閉鎖した

図㉛ 術後の経過。骨欠損部は骨様組織で満たされ、良好な経過を辿っている

	Pre op.			Post op. 2m		
	count	total to ratio	normal	count	total to ratio	normal
Total Bacteria	110,000	–	–	15,000	–	–
A. actinomycetemcomitans	<10	0.000%	< 0.01%	<10	0.000%	< 0.01%
P. gingivalis	7,200	6.55%	< 0.5%	<10	0%	< 0.5%
T. forsythus	940	0.85%	< 0.5%	<10	0%	< 0.5%
T. denticola	630	0.57%	< 5.0%	<10	0%	< 5.0%
P. intermedia	24,000	21.82%	< 2.5%	<10	0%	< 2.5%
F. nucleatum	2,200	2.00%	–	200	1.33%	–

表❶ 術前と術後2ヵ月の細菌検査結果。Red-complex、P. intermediaが検出されなくなった。レーザーを照射することにより、根面、骨面が殺菌されたと推察できる

光を使った非接触治療が可能となるため、これまでインスツルメントが届かず治療を断念せざるを得なかった部位への適応拡大にも繋がることになる。レーザー治療の恩恵は、われわれ術者だけではなく、術後の疼痛が軽減されるなど患者にとってもメリットの大きい治療法であると筆者は感じている。しかし、それぞれのレーザーの特性をよく理解して使用しないと、十分な効果が得られないだけではなく、思わぬ偶発症を招く可能性があるため、注意が必要である。

【参考文献】

1) 加藤純二, 他:一からわかるレーザー歯科治療. 医歯薬出版, 東京, 2003.
2) Aoki A, Ando Y, Watanabe H, Ishikawa I: In vitro studies on laser scaling of subgingival calculus with an erbium:YAG laser. J Periodontol, 65: 1097-1106, 1994.
3) Folwaczny M, Mehl A, Aggstaller H, Hickel R: Antimicrobial effects of 2.94 microm Er:YAG laser radiation on root surfaces: an in vitro study. J Clin Periodontol, 29: 73-78, 2002.
4) Yoshino T, Aoki A, Oda S, Takasaki AA, Mizutani K, Sasaki KM, Kinoshita A, Watanabe H, Ishikawa I, Izumi Y: Long-term histologic analysis of bone tissue alteration and healing following Er:YAG laser irradiation compared to electrosurgery. J Periodontol, 80: 82-92, 2009.

考え方を変えると世界が変わる。

基本料金の撤廃や、地金相場よりも低く設定した自社相場を適用しない等、

金属リサイクルの業界で当たり前とされてきた事を私たちはことごとく見直してきました。

歯科医院様や歯科技工所様がもっと手軽にリサイクルを行う事で、限りある資源を未来へと紡ぐために。

より多くの方が笑顔でいられるために、私たちはこれからも業界の常識と言われている

非常識に挑み続けます。

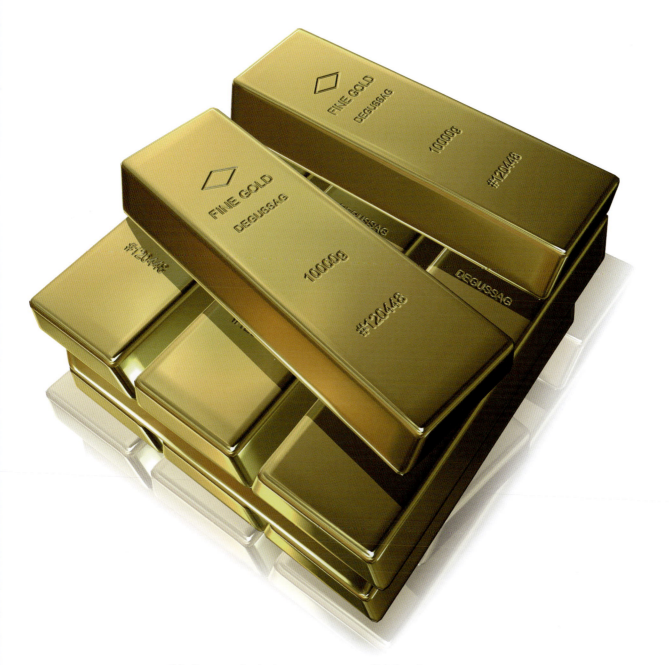

驚きの金属スクラップ還元システム

POINT 1 基本料金 **不要**
通常お預かり時点でかかる
8,000円～20,000円の基本料金が一切不要です。

POINT 2 分析手数料 **11%**
業界平均20%を大きく下回る
業界最低水準を採用

POINT 3 分析出来上り日の **地金相場でお買取**
多くの業者が採用する地金相場よりも
低く設定した自社相場を設定しません。

お支払方法 銀行振込・現金書留等
ご希望の方法をご指定頂けます。
お預かりからお買取りまで約30日間かかります。

● お買取り迄にかかる日数は、年末・年始・ゴールデンウイーク・夏期休暇の時期には約40日程かかる場合がございます。予めご了承ください。
● 2kg以上の石膏粉については、サンプリングによる分析後、お買取り価格を提示させて頂きます。(平均1kg-500円～3,000円程度)
※サンプルでお預かりした、石膏粉については、ご返却致しかねますのであしからずご了承下さい。

全国320社の歯科商店様とのお取引が、当社への信頼の証です！

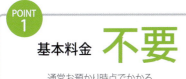 **RAQ**

株式会社アール・エー・キュー
〒600-8101 京都市下京区五条通寺町西入ル御影堂町 16-21 京都建物ビル
TEL.075-352-0117 FAX.075-352-0113
http://www.raq.co.jp

歯科用ダイオードレーザ Viento

ダイオードレーザ Viento は、口腔内組織の切開・止血・凝固・蒸散に効能効果が認められております。

新発売

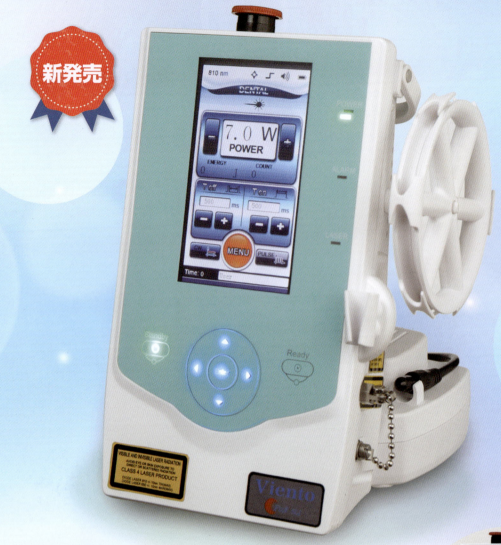

超小型軽量＋低価格＋高性能！

- 小型軽量、バッテリー駆動なので設置場所を選ばない(AC100Vも可)
  訪問診療にも最適（専用ケース付）
- 波長 810nm, 最高出力 7W だから外科手術対応
- 照射モードは連続、リピート（1～1000ms)で温度コントロールも可能
- 消耗品が少ないのでランニングコストに優れています

高度管理医療機器　機械器具（31）医療用焼灼器　ダイオードレーザ（36546000）
承認番号：22700BZX00136000　特定保守管理医療機器

詳しい臨床実例と 製品ラインナップは、Webで。

| 富士エスエルアイ | 検索 |

http://fujisli.co.jp/

低侵襲治療・レーザ手術治療システム
株式会社 富士エス・エル・アイ

お電話でのお問い合わせ
月～金 9：00～17：30
TEL：055-225-5505

山梨県甲府市川田町 946-1 〒400-0811
FAX：055-225-5506　E-Mail：info@fujisli.co.jp